TJ97
S42

PATHOLOGIE COMPARÉE

LA TUBERCULOSE DES ANIMAUX ET LA PHTISIE HUMAINE

PAR

G. BUTEL

Vétérinaire à Meaux
Vice-Président de la Société de médecine vétérinaire pratique

PARIS
ASSELIN ET HOUZEAU
LIBRAIRES DE LA SOCIÉTÉ CENTRALE DE MÉDECINE VÉTÉRINAIRE
Place de l'École de Médecine

1887

Td97
542

LA
TUBERCULOSE DES ANIMAUX
ET
LA PHTISIE HUMAINE

Td 97/1 542

ANGERS, IMPRIMERIE LACHÈSE ET DOLBEAU

PATHOLOGIE COMPARÉE

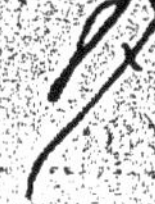

LA TUBERCULOSE DES ANIMAUX ET LA PHTISIE HUMAINE

BIBLIOTHÈQUE NATIONALE R.F. IMPRIMÉS

PAR

G. BUTEL

Vétérinaire à Meaux
Vice-Président de la Société de médecine vétérinaire pratique

PARIS
ASSELIN ET HOUZEAU
LIBRAIRES DE LA SOCIÉTÉ CENTRALE DE MÉDECINE VÉTÉRINAIRE
Place de l'École de Médecine

1887

LA
TUBERCULOSE DES ANIMAUX
Au point de vue de la santé publique

I. — CONSIDÉRATIONS GÉNÉRALES

§ 1. — MORTALITÉ EFFRAYANTE DE L'ESPÈCE HUMAINE PAR LA PHTISIE

Parmi les maladies contagieuses, il en est une qu'on pourrait appeler *la maladie universelle* qui, fléau redoutable, décime les animaux de la série zoologique, et fauche l'espèce humaine si terriblement que chaque jour de l'année elle couche dans la bière quatre cent quarante victimes françaises (Villemin). La phtisie, en effet, plus dangereuse que la peste, s'attaque à tous les âges et moissonne dans toutes les saisons; c'est la maladie des belles années, de l'âge adulte et surtout des centres de civilisation; elle n'a ni fin ni trêve, ni arrêt ni repos. Par la continuité de ses coups et la permanence de ses ravages, la phtisie doit faire l'objet des préoccupations incessantes de tous ceux qui ont charge de l'hygiène publique.

Depuis quelques années la science expérimentale a projeté sur elle de vives clartés et notamment mis en pleine évidence ses propriétés contagieuses. Il en résulte que cette maladie à laquelle toutes les familles ont payé tribut, qui peut revendiquer un cinquième de la totalité des décès, qui détermine plus d'un tiers de la mortalité générale de l'armée (Léon Colin), et qui, de 15 à 30 ans, peut réclamer pour sa part la moitié des cadavres, exige des mesures sanitaires beaucoup plus énergiques que celles prises jusqu'à présent par le législateur.

Le Congrès sanitaire des vétérinaires de France qui s'est tenu à Paris, dans le courant du mois d'octobre 1885, a émis le vœu de voir inscrire la tuberculose dans la loi, parmi les maladies contagieuses qui ressortissent de la police sanitaire, et demandé que l'administration supérieure prenne des mesures pour s'opposer à la contagion des animaux à l'homme. Mais le Congrès, après avoir hautement proclamé les dangers qui résultent de l'ingestion du lait ou de la viande provenant d'animaux tuberculeux, ne s'en est pas moins rallié à un amendement de M. Arloing, de Lyon, qui permet la vente pour la boucherie de la viande des animaux tuberculeux, pourvu que la maladie soit peu avancée et la viande de belle apparence. Cette décision est à notre avis regrettable, et puisqu'aussi bien la tuberculose est à l'ordre du jour, que M. Verneuil vient de prendre l'initiative d'une souscription publique destinée à en poursuivre activement l'étude, le moment est propice pour essayer de résumer les connaissances actuellement acquises sur la phtisie, notamment au point de vue de ses propriétés contagieuses, et pour montrer qu'il faut impitoyablement rejeter de la consommation la viande provenant d'animaux tuberculeux, quel que soit le degré de la maladie.

Nous croyons qu'il existe à l'heure actuelle des preuves scientifiques assez nombreuses pour établir, sans conteste, que toutes les parties, tissus ou liquides, d'un sujet tuberculeux, sont capables de transmettre la maladie; *tout,* c'est-à-dire le lait, la viande, le sang, etc. Il en résulte que l'alimentation avec des produits provenant d'animaux tuberculeux est une grande cause, peut-être la principale, de la phtisie de l'homme.

§ 2. — LA TUBERCULOSE DANS LA SÉRIE ZOOLOGIQUE

En dehors de l'homme qui, ainsi que nous venons de le voir, a une aptitude toute spéciale pour la phtisie, celle-ci se développe encore sur un grand nombre d'espèces. Mais avant de les énumérer, il faut remarquer que parmi ces espèces, il en est une sur laquelle la maladie est connue de toute antiquité, l'*espèce bovine.* Les produits de cette espèce entrent précisément pour une part prépondérante dans l'alimentation de l'homme, si bien que, de prime abord, l'esprit non prévenu ne peut manquer d'être frappé d'une relation entre la fréquence habituelle de la phtisie sur les animaux alimentaires par excellence et la multiplicité des cas de la même maladie sur l'espèce humaine.

Voici maintenant quelques chiffres qui peuvent donner une

idée de la proportion dans laquelle la phtisie se rencontre sur les grands ruminants.

D'après une statistique sur l'état sanitaire de la Bavière, faite par Gœring, le nombre des animaux phtisiques aurait été, en 1877, de 1,62 pour 100 et, en 1878, de 1,61. Mais cette proportion, d'après Gœring lui-même, est au-dessous de la réalité, parce que les vétérinaires n'ont certainement pas été informés, dans tous les cas, de l'existence de la maladie.

Les chiffres recueillis par Adam, à l'abattoir d'Augsbourg, en 1879, 1880 et 1881, ne diffèrent pas beaucoup des premiers : 2,92 pour 100, — 2,24, — 2,00. A Munich, en 1875, 1,25 pour 100; à Strasbourg, en 1880, 1,9 pour 100. Dans cette même année, 2,4 pour 100 à Mulhouse et 2,6 à Munich (H. Bouley).

En somme, la phtisie s'attaque à la population bovine adulte dans la mesure de 2 pour 100 environ.

Si l'on fait la répartition entre les différents âges, on constate que la fréquence de la phtisie augmente avec les années. Au-dessous d'un an, la proportion des tuberculeux n'est que de 0,02 pour 100; elle atteint 7,1 pour les animaux âgés de un à trois ans; 35,5 pour ceux de trois à six ans; et enfin 59,2 pour 100 pour ceux de plus de six ans (Lydtin).

Une autre répartition, d'après les sexes, établit que la proportion des vaches phtisiques est de 5 pour 100, tandis que chez les mâles elle atteint seulement 1 pour 100.

Mais ce n'est pas seulement l'espèce bovine qui est souvent frappée par la phtisie, celle-ci attaque encore un grand nombre d'autres animaux, parmi lesquels le *porc* doit être placé en première ligne. Dans le grand duché de Bade, sur 78,000 porcs abattus annuellement, il s'en trouve en moyenne 22 atteints de phtisie, ce qui fait environ 0,02 pour 100 (Lydtin). Cette donnée statistique, la seule que nous possédions, indique certainement une proportion beaucoup trop faible, parce qu'elle a été établie sur des porcs d'abattoir, c'est-à-dire gras, et que la phtisie du porc est une maladie aiguë, à phases rapides, qui détruit rapidement toute la provision de graisse de l'organisme. Les porcs atteints de cette maladie ne sont donc pas conduits aux abattoirs, on les tue clandestinement. Aujourd'hui la réalité de la phtisie chez les pachydermes n'est plus contestée, depuis surtout que certains expérimentateurs, Toussaint entre autres, ont démontré que le porc était une des espèces *de touche* de la tuberculose; mais, en 1867, Villemin prétendait encore qu'on ne connaissait pas un seul exemple authentique de tuberculisation du porc.

Le réactif qui, avec le porc, a surtout servi de matière expérimentale, est le *lapin*, remplacé dans ces dernières années par le *cobaye*. L'aptitude si développée qui appartient au lapin de contracter la phtisie par voie d'inoculation, l'a même fait accuser, longtemps, de devenir tuberculeux sous l'influence de substances inertes. Il suffit, disait-on, qu'on inocule à des lapins du pus ordinaire, qu'on injecte dans leurs veines de l'huile ou de fines particules de charbon, qu'une suppuration abondante se développe sous leur peau, par suite d'une blessure accidentelle, pour qu'on puisse voir apparaître à l'autopsie des lésions tuberculeuses. Nous indiquerons plus loin la genèse de ces lésions et les moyens de les différencier de celles de la phtisie véritable dont elles n'ont que l'apparence. Il n'en est pas moins vrai que pour cet animal encore, il n'existe aucune proportion entre sa susceptibilité expérimentale et le nombre de ceux qu'on rencontre spontanément phtisiques. Toutes les maîtresse de maison savent, en effet, combien il est rare de trouver sur les lapins les lésions de la tuberculose.

Après le porc et le lapin, nous devons citer la *chèvre*, comme un des animaux chez lesquels la phtisie que l'on appelle spontanée, n'est pas rare à constater. Le docteur Carsten Harms, Lydtin, Bollinger et Gerlach ont signalé des cas naturels de tuberculose chez la chèvre. M. Lydtin rapporte même avoir trouvé trois chèvres tuberculeuses dans un troupeau logé dans une étable de bêtes bovines. Dans ce cas, il y avait peut-être eu contagion par les vaches de l'étable. Quoi qu'il en soit, il sera bon de se rappeler ce fait, en présence des troupeaux de chèvres qui parcourent les villes de certains pays et dont le lait est consommé chaud, au sortir du pis, principalement par les enfants.

La plupart des auteurs ont nié catégoriquement l'existence de la phtisie chez le *cheval;* pourtant, dès 1865, Urbain Leblanc en avait signalé un cas à la Société centrale de Médecine vétérinaire, et présenté les pièces pathologiques. Mais les lésions nécropsiques étaient si différentes de celles qu'on avait l'habitude de rencontrer chez les animaux d'espèce bovine, que le doute persista. L'existence de cette maladie chez le cheval n'a même été positivement démontrée que dans ces derniers temps, par les travaux des deux professeurs d'Alfort, MM. Nocard et Trasbot, qui ont trouvé le bacille de Koch au milieu des lésions longtemps attribuées à la lymphadénie. La tuberculose du cheval n'est donc pas aussi rare qu'on l'avait pensé et les annales vétérinaires en renferment de nombreux exemples, seulement ceux-ci ont été décrits sous le nom de lymphadénie.

Quelques cas de tuberculose ont été signalés aussi sur des *moutons*, mais trop exceptionnellement pour qu'on puisse dire que les animaux de cette espèce sont sujets à cette maladie. La viande du mouton peut donc être considérée comme saine et c'est elle qu'il faut prescrire de préférence, lorsqu'on se propose de soumettre au régime de la viande crue les organismes débilités (H. Bouley).

En dehors des animaux que nous avons signalés jusqu'à présent et qui sont tous des animaux plus ou moins domestiques, nous en avons négligé un qui se range presque à côté de l'homme, par son aptitude à contracter la phtisie, le *singe*. Presque tous ceux qui vivent dans notre milieu, en demi-captivité, succombent en effet, un peu plus tôt, un peu plus tard, aux atteintes de la phtisie. Quelques médecins pensent que le développement de cette maladie doit être attribué aux conditions purement physiques résultant du changement de climat, mais M. Villemin croit plutôt, depuis longtemps déjà, « à une contamination exercée au moyen de l'atmosphère viciée par les foules humaines. »

Parmi les autres animaux chez lesquels on a signalé des cas exceptionnels de phtisie, nous indiquerons les chiens, les chats, les lions, les kanguroos, les gazelles, les cerfs, les chameaux, etc., etc.

Il n'y a pas jusqu'aux *oiseaux*, chez lesquels des cas de phtisie n'aient été signalés : poule, pigeon, dindon. On a même enregistré en France d'assez nombreux exemples de cette maladie, qui paraît alors si contagieuse qu'elle peut dépeupler les basses-cours. Dans plusieurs cas, il a été possible de prouver qu'elle ne reconnaissait d'autre cause que la contagion par l'homme. C'est surtout à MM. Nocard, Cornil et Mégnin que nous devons ces dernières connaissances.

Le fait principal qui ressort de cette étude de la tuberculose dans la série zoologique, c'est que cette affection est la plus grave, et en même temps la plus répandue, de toutes celles qui peuvent s'attaquer et aux animaux et à l'homme. La phtisie mérite donc bien le nom de *contagion universelle* que lui donnent les Allemands.

§ 3. — ANATOMIE PATHOLOGIQUE

Une étude complète de l'anatomie pathologique de la phtisie serait ici un hors-d'œuvre, aussi ne dégagerons-nous de l'ensemble des travaux modernes que juste ce qui est indispensable pour la clarté de notre sujet. Après avoir établi d'abord l'unité de la phtisie, nous passerons successivement en revue le tubercule, le faux tubercule, le bacille de Koch, et enfin nous terminerons en montrant que les lésions de la tuberculose se développent dans tout l'organisme.

a. — *Unité de la phtisie.*

Depuis le jour où Laënnec, avec une méthode et une précision que seul donne le génie, a tracé l'histoire anatomique de la phtisie, deux doctrines rivales se sont formées : l'une affirmant qu'il n'existe qu'une seule phtisie, liée aux diverses évolutions d'un produit morbide, unique, sous des aspects différents : le tubercule; c'est la doctrine de l'*Unité* établie par Laënnec; l'autre proclamant la *dualité* des lésions phtisiogènes.

Louis se rallia à la lumineuse conception de Laënnec et formula les deux lois fondamentales connues en médecine sous le nom de *Lois de Louis :* 1° Les tubercules siègent primitivement au sommet des poumons et ils y sont toujours plus anciens qu'à la base; 2° Après quinze ans, il n'y a point de tubercules dans un organe, s'il n'y en a pas dans les poumons.

Pendant qu'en France on était, en général, *unicistes,* et que les médecins reconnaissaient que la tuberculose pulmonaire et la pneumonie caséeuse ne sont qu'une seule et même maladie, et que si leurs lésions : granulation grise, tubercule, matière caséeuse, présentent quelque différence, cette différence ne porte que sur la forme des produits morbides et nullement sur leur nature; en Allemagne, au contraire, on était partisan de la *dualité* des lésions, et avec Virchow on admettait que la tuberculose pulmonaire et la pneumonie caséeuse étaient deux maladies parfaitement distinctes. La véritable phtisie étant toujours liée, pour les *dualistes*, à l'évolution des tubercules, Virchow la désigna sous le nom de tuberculose.

Aujourd'hui la cause des *unicistes* est définitivement gagnée, puisque le bacille de Koch, caractéristique décisif et certain de la tuberculose, se rencontre dans toutes les lésions précédentes.

Les lésions de la phtisie ne présentent du reste de spécificité réelle, de caractères véritablement distinctifs, ni dans leur siège, ni dans leur forme, ni dans leur volume, ni dans leur couleur, ni dans leur évolution, ni enfin dans leurs éléments histologiques (Lydtin). Le vrai critérium de cette maladie doit être recherché, comme le pressentait Cohnheim, dans l'irritant qui la détermine, qui provoque son développement.

On sait, depuis la belle découverte de Koch, que cet irritant est un microbe, le bacille de Koch, et que ce bacille se rencontre dans toutes les lésions phtisiques de l'homme et des différents animaux. D'un autre côté, quand nous quitterons le terrain pathologique pour celui de la physiologie expérimentale, nous verrons également que l'inoculation du tubercule de l'homme ou des produits caséeux provoque, aussi bien l'un que l'autre, la phtisie chez les animaux inoculés (Villemin, Chauveau); et que toutes ces phtisies sont inoculables, d'une espèce à l'autre, celle de l'homme aux différents mammifères, celle des mammifères aux oiseaux et réciproquement (Nocard).

Nous sommes donc conduits invinciblement à cette conclusion : l'*Unité absolue de la phtisie*. Autrement dit, non seulement il y a unité de la phtisie chez l'homme, mais encore la tuberculose humaine et animale *c'est la même maladie*, se présentant sur des organismes différents.

b. — *Tubercule*.

La lésion qui, jusque dans ces derniers temps, a passé pour caractéristique de la phtisie, est le *tubercule*, c'est-à-dire une nodosité saillante, grisâtre, demi-transparente, dure au toucher, faisant une légère saillie à la surface des tissus, dont la grosseur varie d'un point à peine visible au volume d'un grain de millet ou de chènevis. Cette idée de la spécificité des formes anatomiques a du reste varié suivant les époques, et à la question sans cesse renouvelée par les cliniciens : « Où est le tubercule? quelle en est la marque décisive et certaine? » les histologistes ont successivement donné comme caractéristique d'abord la forme nodulaire, puis la tendance de cette forme nodulaire à dégénérer au centre, en formant une gouttelette de pus (nécrobiose de Virchow), plus tard encore la présence constante au centre d'une cellule gigantesque, désignée sous le nom de *cellule géante*, et enfin l'édification épithélioïde de cellules qui entourent cette dernière (J. Renaut).

Malgré tous ces changements, le critérium anatomo-histologique s'est constamment montré insuffisant pour résoudre la question, parce que, à côté du *tubercule vrai* de la phtisie, il existe un *faux tubercule* qui, envisagé au point de vue anatomique, soit à l'œil nu, soit au microscope, se montre identiquement semblable au premier, aussi bien par sa forme arrondie, par sa cellule géante centrale, que par la disposition histologique des éléments qui entourent celle-ci. Aussi, dès le début, lorsque M. Colin fit ses magnifiques expériences de contrôle pour vérifier les faits de transmission annoncés par Villemin, le savant professeur d'Alfort se demanda-t-il si les tubercules d'inoculation qu'il obtenait étaient bien, dans tous les cas, les mêmes que ceux décrits par Virchow, Lebert et tous les histologistes, dans la vraie phtisie. « Des doutes me sont venus sur la possibilité de quelque illusion, disait M. Colin dans son rapport, ces doutes qui finissent toujours par m'assaillir, quand ils ne sont pas entrés au premier abord dans mon esprit. » Le savant physiologiste avait donc pressenti, dès 1867, que le tubercule pouvait bien ne pas être une caractéristique essentielle de la phtisie.

Vrai ou faux, le tubercule n'est, en effet, que l'expression finale d'un travail irritatif, déterminé par un corps étranger, infiniment petit, introduit dans l'organisme, corps étranger qui en est la cause première, nécessaire et indispensable (J. Renaut). Si ce corps étranger est un être vivant, le bacille de Koch, le travail inflammatoire aboutit à un tubercule *vrai* ou tubercule de la phtisie.

Si le corps étranger est, au contraire, une particule inorganique, ou un microbe autre que le bacille de Koch, le nodule qui se forme est un *faux* tubercule.

Le vrai tubercule se reconnaîtra donc toujours, d'abord au bacille spécial dont il n'est que la manifestation, et un second critérium devra ensuite être recherché dans ses caractères physiologiques propres, c'est-à-dire dans sa virulence. Le tubercule vrai est en effet indéfiniment réinoculable, ce qui indique bien qu'il est une manifestation de la vie; de plus, on constate une énergie pour ainsi dire croissante, une virulence grandissante à chaque transmission, ainsi que l'ont parfaitement remarqué MM. Toussaint, professeur à l'école vétérinaire de Toulouse, et Hippolyte Martin, de Paris. Enfin un troisième caractère différentiel se trouve dans la généralisation fréquente des lésion qui dépendent de la tuberculose vraie.

c. — *Faux tubercule.*

M. Colin, dans le cours de ses nombreuses expériences de contrôle, a vu se produire sous ses yeux un fait spontané de pseudo-phtisie. Un jeune lapin, affreusement mutilé par sa mère qui lui avait déchiré la peau sur une grande étendue, et qui mourut au bout de trois semaines, avait, en effet, à l'autopsie, « les poumons parsemés de granulations blanches, les unes fermes, les autres d'aspect caséeux, présentant des éléments tuberculeux et purulents. Sa vaste plaie, ajoute M. Colin, l'avait conduit à la phtisie *ou à quelque chose d'analogue.* » (Loc. cit.) Encore un pas et le savant physiologiste distinguait du premier coup ce qui a fait l'objet de vingt ans de recherches : la différence entre le vrai et le faux tubercule. Cet admirable exemple de développement naturel de faux tubercules avait failli le conduire d'emblée à la vérité.

Par l'expérimentation on a également réussi à créer de toutes pièces de faux tubercules. Hippolyte Martin ayant injecté, dans le péritoine de lapins, des poudres inertes, telles que la poudre de lycopode, du poivre de Cayenne, des cantharides pulvérisées, de l'huile de croton, a constaté que si on sacrifie les lapins d'expérience, au bout d'une quinzaine de jours, le péritoine est parsemé de granulations de forme nodulaire, absolument semblables aux granulations tuberculeuses et qui n'en peuvent être distinguées, ni à l'œil nu, ni au microscope; l'étude histologique ne permet donc pas de constater la plus petite différence. Si, par contre, on inocule à un second lapin, une de ces granulations, on obtient encore une nouvelle éruption de tubercules, mais *bien moins abondante*, et qui, comme la première, reste limitée au péritoine. A une troisième inoculation, l'effet est encore plus atténué, souvent même il est nul. Ces faits sont faciles à comprendre puisque, à chacune des inoculations, la fraction du corps étranger (poudre de lycopode, huile de croton) devient rapidement de plus en plus petite, de sorte qu'il arrive vite un moment où l'atome restant est devenu insuffisant pour déterminer la réaction inflammatoire dont le tubercule n'est que l'expression finale. En un mot, aussitôt que l'épine irritante, élément essentiel du faux tubercule, manque, la pseudo-virulence manque du même coup.

Enfin, l'épine irritante qui, comme nous venons de le voir, est la condition nécessaire de la production des tubercules, peut aussi, dans des circonstances nombreuses, être représentée par des œufs ou des embryons d'helminthes. M. Colin, d'Alfort, enseigne depuis longtemps que les embryons de strongles ou de filaires déterminent dans les poumons des moutons et des chats un processus irritatif qui aboutit à la formation des tubercules (phtisies ou tuberculoses vermineuses).

Dans ces derniers temps, une observation des plus fines, faite par M. le professeur Laulanié, de l'école de Toulouse, est venue également démontrer la non spécificité anatomique du tubercule. Voici, brièvement résumée, la très intéressante observation de M. Laulanié. Les strongles des vaisseaux (strongylus vasorum de Baillet) vivent, à l'état adulte, dans le ventricule droit et les grandes divisions de l'artère pulmonaire du chien; là ils déterminent des végétations, des cordages anastomosés qui maintiennent le peloton parasitaire et l'empêchent de céder au courant. Après l'accouplement des strongles, leurs œufs sont transportés dans les plus fines artérioles qui proviennent de l'artère pulmonaire, ou dans les capillaires. Dans ces fins vaisseaux, sous l'influence *banale* de l'œuf du nématoïde, qui joue le rôle d'épine irritante, il se forme un tubercule ayant tous les caractères de celui de la phtisie.

En résumé, comme l'a dit très bien M. H. Bouley, la lésion tuberculeuse en soi n'est que l'expression d'une irritation locale, dont les agents peuvent être très divers sans que la lésion soit différente. Dans le vrai tubercule, l'épine irritante n'est autre que le bacille de Koch; dans le faux tubercule, c'est un corps étranger de nature très variable (œuf d'helminthe, atome inorganique, microbe de l'infection purulente, de la morve, etc.).

d. — *Bacille de Koch.*

En 1882, le 24 mars, le docteur Koch, de Berlin, dans une communication à la Société physiologique de cette ville, annonçait qu'il était parvenu, d'abord à isoler, puis ensuite à cultiver le *microbe* de la tuberculose, et que, par l'inoculation des microbes de culture, il reproduisait constamment la phtisie tuberculeuse avec les phénomènes morbides qu'on observe habituellement à la suite des inoculations expérimentales ordinaires. Le savant professeur, à l'aide d'un objectif convenablement éclairé et d'un ingénieux artifice de coloration, venait enfin de résoudre le problème dont plusieurs générations de savants avaient cherché vainement la solution, et il fit voir aux membres présents émerveillés, les petits bacilles particuliers de la tuberculose, colorés en beau bleu par la vésuvine.

Dans tous les pays, un grand nombre d'expérimentateurs soumirent à un contrôle sévère la découverte de Koch, et tous reconnurent la rigoureuse exactitude des faits signalés par l'éminent professeur. Personne, au reste, n'élève plus aujourd'hui le moindre doute sur une découverte qui a conquis les suffrages de tout le monde médical et il est incontestable que la tuberculose, maladie contagieuse parasitaire, est fonction d'un élément vivant, le bacille de Koch.

Ce bacille, dont l'apparition a révolutionné l'histoire de la phtisie, se présente sous forme de baguettes excessivement fines, ayant en longueur, à peine la moitié du diamètre d'un globule rouge, et en largeur tout au plus le cinquième de leur longueur. Ces baguettes sont immobiles, sans mouvement propre, et renferment souvent des *spores*. Ces spores se forment fréquemment pendant la vie du malade et c'est grâce à leur présence que les produits tuberculeux conservent leur virulence, même après la dessiccation, pendant un temps considérable.

Les bacilles se rencontrent en grand nombre partout où le processus tuberculeux est à son début et en voie de développement. Quand le processus est presque terminé, ils disparaissent. Dans le cours de ses recherches, Koch les a trouvés dans les tubercules de onze hommes atteints de tuberculose, et il a aussi rencontré les mêmes bacilles sur dix animaux d'espèce bovine atteints de phtisie pommélière. D'après lui, les bacilles seraient surtout nombreux dans les masses caséeuses des poumons du bœuf. Koch, ainsi qu'un grand nombre d'autres observateurs, parmi lesquels nous citerons particulièrement MM. Cornil, Nocard, Babès, les a trouvés, non seulement sur l'homme et les grands ruminants phtisiques, mais encore sur le porc, le singe, le cobaye, le lapin, le cheval, la poule, le pigeon, le dindon, en un mot sur tous les animaux affectés de tuberculose spontanée.

Après les avoir rencontrés constamment dans les divers processus et chez tous les animaux phtisiques, Koch, pour démontrer que la tuberculose était bien la maladie des bacilles, les a soumis à des cultures successives, afin de les isoler et de les obtenir purs. La méthode suivie par ce savant pour les cultiver est la méthode par la gélatine. Du sérum stérilisé étant placé dans un verre de montre, on l'ensemence avec pureté, puis on place le vase pendant plusieurs jours dans une étuve chauffée entre 30 et 39° c. Vers le dixième jour la pullulation se manifeste, à l'œil nu, par de petites écailles blanchâtres et sèches qui grandissent peu à peu jusqu'à se toucher. Ces écailles se composent de bacilles étroitement unis entre eux. Les bacilles sont aptes à fournir de nouvelles cultures, mais quelle qu'ait été la série de celles-ci, leur inoculation à des animaux sujets à la tuberculose reproduit toujours la maladie caractéristique telle qu'on l'observe aprés les inoculations expérimentales ordinaires. On a ainsi la preuve incontestable que le *bacille est cause* et non effet de la maladie.

Les cultures réussissent également bien, que les bacilles ensemencés soient empruntés aux tubercules de l'homme, ou bien aux divers produits tuberculeux du bœuf, du singe, de la poule, etc., et l'inoculation des bacilles ainsi cultivés donne toujours lieu à la phtisie. Il en découle cette conclusion, déjà formulée, que la tuberculose de l'homme et celle des animaux, c'est la *même maladie,* se présentant sous des aspects divers et que les différences portent sur la forme des lésions morbides, *mais nullement sur leur nature.*

Nous avons décrit très brièvement la méthode de culture par la gélatine du docteur Koch, qui a été si heureusement modifiée, dans ces derniers temps, par M. le professeur Nocard, d'Alfort. Nous ne dirons rien des différentes méthodes de coloration du bacille, mais nous tenons à ajouter que c'est encore au même professeur qu'on doit, en France, la première application des méthodes de coloration à la recherche des bacilles sur les différents animaux domestiques, ainsi qu'à la détermination des tuberculoses locales, comme celle de l'utérus, dont le savant professeur a présenté un si bel exemple à la Société centrale de Médecine vétérinaire.

En médecine humaine, la recherche du bacille est entrée dans le domaine pratique pour le diagnostic des phtisies douteuses.

c. — *Les lésions dans tout l'organisme.*

Les lésions de la tuberculose peuvent être disséminées dans tout l'organisme ; il n'y a pas un organe, pas un tissu qui ne puisse être envahi; cette généralisation est même un des moyens qui permet de différencier la phtisie de la pseudo-tuberculose dans laquelle les lésions restent toujours localisées dans un seul appareil. Ainsi, par exemple, quand on trouve des tubercules dans le poumon et les végétations connues sous le nom de grappes, sur les plèvres, on est certain d'être en présence de la vraie phtisie; de même lorsque, avec des tubercules pulmonaires, les ganglions bronchiques sont tuméfiés et caséeux, on peut tirer la même conclusion, etc.

Nous avons dit plus haut que la tuberculose n'est pas toute dans les lésions des poumons et qu'il n'est pas un organe qui ne puisse s'y associer par les altérations les plus multiples; souvent, en effet, non seulement « il grêle » des tubercules dans les poumons, mais les ganglions bronchiques, mésentériques, pharyngiens, le foie, la rate, les reins, le péritoine, l'appareil génital du mâle ou de la femelle peuvent être aussi parsemés d'innombrables granulations tuberculeuses. Le système osseux lui-même, les parois des vaisseaux lymphatiques, veineux et artériels, l'intérieur du canal thoracique peuvent de même se trouver envahis par le processus tuberculeux. Enfin, il n'est pas jusqu'aux mamelles et aux muscles qui ne puissent contenir des tubercules. Ces deux dernières localisations doivent nous arrêter un instant, parce que c'est presque exclusivement par le lait et la viande que les animaux donnent la phtisie à l'homme.

Les mamelles, d'après M. Nocard, seraient rarement malades, car, « sur quatorze vaches reconnues tuberculeuses à l'autopsie, les glandes mammaires se trouvaient absolument exemptes de lésions tuberculeuses. C'est là un fait des plus rassurants, au point de vue de l'hygiène publique, » ajoute le distingué professeur. — Nous verrons plus loin, d'une part, que les lésions locales ne sont pas nécessaires pour rendre le lait virulent et, d'autre part, que, d'après MM. Van Hertsen et Degive, en Belgique; Fleming, en Angleterre, et Bang, en Hollande, elles sont au contraire très fréquentes. C'est ce qui résulte aussi de notre pratique personnelle.

Le développement des tubercules dans les muscles eux-mêmes est par contre chose fort rare, mais chez les animaux atteints de phtisie, à un degré avancé, on trouve bien souvent des lésions tuberculeuses dans les glandes lymphatiques intermusculaires, *altération qui passe fréquemment inaperçue* (Lydtin). Dans ce cas encore, nous établirons plus tard qu'il n'est pas même besoin de ces altérations locales du tissu musculaire pour que la viande soit virulente.

Quant aux chances de transmission par l'usage du lait ou de

la viande, elles sont évidemment toujours plus grandes dans le cas de lésions directes dans le pis ou les muscles.

§ 4. — ÉTIOLOGIE

La phtisie est une maladie microbienne.

La première conséquence qui découle de cette notion, qu'on peut dire définitivement acquise, c'est que la phtisie ne procède que d'une seule cause, *la contagion.* La croyance à la spontanéité, générale dans la vieille médecine, où la conjecture pour les maladies contagieuses avait une si large part, doit s'évanouir en présence du bacille de Koch. Non pas que toutes les influences qu'invoquait comme *causales* l'ancienne étiologie, ne soient point plus ou moins favorables à la manifestation des effets des bacilles : bien certainement, elles préparent le terrain organique et le rendent apte à recevoir fructueusement la semence tuberculeuse. Mais les influences : excès de toute espèce, épuisement, fatigues, chagrins, grossesses répétées, scrofule, rachitisme, diabète, alcoolisme, qu'hier encore on admettait en médecine humaine, comme causes suffisantes de la phtisie, et qui se résumaient dans un seul mot : *misère physiologique*, ne doivent être considérées que comme de simples causes prédisposantes qui préparent le terrain organique par la dénutrition, et le mettent en état d'*opportunité morbide.* De même, en vétérinaire, le mauvais régime, la disposition défectueuse des étables, les refroidissements, ne sont que des causes secondes; la cause première, c'est la contagion.

Cette notion nouvelle ne sera pas acceptée sans résistance, surtout en médecine humaine, car un grand nombre de médecins sont restés *spontanéistes;* pourtant, du moment où il est expérimentalement établi que la phtisie procède d'un *élément vivant*, il n'est plus possible de croire à son développement sous l'influence de causes banales, à moins, toutefois, d'admettre la génération spontanée.

On voit que, pour nous, l'étiologie de la phtisie — maladie ne formant qu'une seule entité morbide chez l'homme et les animaux — est tout entière comprise dans le mot contagion : contagion d'homme à homme, contagion de l'homme aux animaux, contagion des animaux à l'homme, contagion des animaux entre eux, et enfin, *hérédité*, c'est-à-dire contagion par héritage.

Nous reviendrons en détail, dans un autre chapitre, sur chacun de ces modes de transmission, de manière à en établir la réalité par de nombreux exemples; il nous paraît toutefois utile d'indiquer ici que, d'après des renseignements fournis par plusieurs vétérinaires, la population bovine, dans la Tunisie, l'Algérie et l'Égypte, ne serait que rarement atteinte de tuberculose et que la même rareté s'observerait sur les populations indigènes de ces pays.

Cette coïncidence, si elle était bien prouvée, serait presque démonstrative des dangers de l'alimentation par la viande et le lait des animaux phtisiques. Dans le même ordre d'idées, on peut citer ce fait signalé en médecine humaine, par de nombreux observateurs, que la phtisie était inconnue dans certains pays au moment de leur découverte et qu'elle n'a été remarquée qu'après l'arrivée d'Européens phtisiques : Amérique du Nord, Polynésie, Taïti. Même remarque vient d'être faite sur les habitants de la Terre de Feu. Avant l'arrivée des missionnaires Anglais, la phtisie était inconnue malgré les conditions hygiéniques détestables dans lesquelles vivaient les Fuégiens; depuis, elle fait des ravages épouvantables sous la forme galopante; or, il résulte de renseignements très précis, que plusieurs des membres de la mission étaient tuberculeux (Vallin).

II. — VIRULENCE DE L'ORGANISME INFECTÉ

La tuberculose est une maladie contagieuse, c'est-à-dire une affection destinée désormais à prendre rang parmi « ces entités morbides achevées, pleines de leur cause originelle, toutes résumées et définies par les produits transmissibles auxquels elles aboutissent. » La doctrine de la contagion a, en effet, pour principal appui les résultats expérimentaux qui établissent sur une base solide *la virulence de toutes les parties de l'organisme* des animaux tuberculeux. C'est cette démonstration de la virulence de l'organisme infecté qu'il convient de faire d'abord pour les produits morbides, puis ensuite pour le sang, la viande, le lait. Quant à la virulence des différents produits de sécrétion, tels que l'urine, la salive, le vaccin, etc., nous verrons qu'il serait prématuré de vouloir actuellement poser des conclusions définitives.

Pour mener à bien notre tâche, nous nous sommes aidé principalement des travaux de MM. Villemin, Colin, Chauveau et Toussaint, en France, et de ceux de MM. Gerlach, Bollinger et Klebs, en Allemagne. Il va sans dire que nous avons utilisé également le savant rapport de M. Lydtin, au Congrès vétérinaire de Bruxelles, ainsi que les éloquentes leçons du Muséum, sur la tuberculose, de notre maître à jamais regretté Henri Bouley.

§ 1. — VIRULENCE DES PRODUITS TUBERCULEUX

C'est à M. Villemin que revient l'honneur d'avoir établi ce fait du plus haut intérêt, la transmission de la phtisie par l'inoculation, fait qui constitue l'une des plus belles découvertes médicales de ce siècle. Dans deux mémoires, l'un du 5 décembre 1865 et le second du 30 octobre 1866, il annonçait à l'Académie de médecine surprise, qu'il avait inoculé à l'oreille *neuf* lapins de différents âges avec de la matière tuberculeuse prise dans une caverne pulmonaire d'un homme phtisique et que tous avaient présenté à l'autopsie des tubercules dans les poumons et même dans la rate, les reins et les glandes intestinales.

Après cette série d'expériences, objet de son premier mémoire, M. Villemin continua ses recherches.

Des douze lapins qu'il inocula de la même manière, trois moururent accidentellement. Les neuf autres, tués après quelques mois, présentaient tous des tubercules dans les poumons, la rate, les reins et l'intestin. Un seul ne montra aucune lésion.

Deux cobayes inoculés à la face interne de la cuisse moururent également tuberculeux.

Plus tard, M. Villemin s'adressa aux ruminants et aux carnassiers : trois moutons, une chèvre, un agneau représentaient les premiers; quatre chiens et trois chats les carnivores. Parmi les ruminants, l'agneau seul, sacrifié après quatre mois, offrait des granulations grises ou transparentes disséminées à la surface des poumons et, de plus, un tubercule local au point de l'insertion virulente. Parmi les carnassiers, un chien et un chat montrèrent quelques granulations de nature douteuse. Ce qu'il faut retenir surtout de cette expérience, c'est que, sur les cinq ruminants, l'*agneau* seul est devenu phtisique. Nous aurons l'occasion, en effet, de signaler au fur et à mesure de cette étude des faits de même ordre qui montrent que le *jeune âge* rend l'organisme plus prédisposé à l'infection tuberculeuse.

Après avoir ainsi établi expérimentalement que le tubercule de l'homme donnait la phtisie aux animaux, M. Villemin voulut voir si le tubercule pris *sur la vache* pouvait également donner la tuberculose : La phtisie calcaire des bêtes bovines a, en effet, une physionomie toute particulière : elle transforme les poumons et les surfaces des plèvres en une véritable *carrière* de carbonate et de phosphate de chaux (Colin). *Les dépôts crétacés* qui la caractérisent, inoculés à un lapin, déterminèrent chez lui la production d'un grand nombre de masses tuberculeuses dont plusieurs même avaient l'aspect caséeux, ainsi qu'une multitude de granulations dans la plupart des organes.

Cette expérience prouvait l'identité absolue de nature de la phtisie humaine et animale; aussi avec une sûreté de vue remarquable, M. Villemin n'hésita pas à proclamer l'*unité* de la phtisie, conclusion qui était pourtant en désaccord formel avec la science médicale de l'époque.

Pour terminer son étude, M. Villemin eut enfin l'idée de s'assurer si la tuberculose expérimentale était virulente comme la tuberculose naturelle. Des inoculations successives, faites sur trois lapins, établirent clairement la virulence de la tuberculose expérimentale. Nous avons déjà dit plus haut que ces inoculations *sériées* étaient l'un des moyens de différencier la tuberculose vraie de la pseudo-tuberculose.

Outre ce fait entièrement nouveau de la transmission de la phtisie par inoculation, M. Villemin tirait donc encore de ses

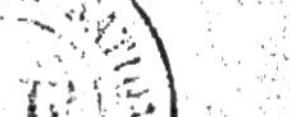

travaux cette conclusion, d'un immense intérêt, l'Unité de la phtisie.

La Commission de l'Académie de médecine dont M. G. Colin, d'Alfort, fut le rapporteur, vérifia dans leurs plus petits détails les faits avancés par M. Villemin, et ses expériences confirmèrent en tous points les résultats obtenus.

Voici, du reste, le résumé des expériences du grand physiologiste d'Alfort :

1° Un lapin inoculé avec de *fines granulations miliaires récentes* d'une vache, mourut phtisique au bout de deux mois. Les poumons étaient parsemés de tubercules ; le foie, la rate et l'un des reins en contenaient également.

2° Un second lapin ayant reçu sous la peau de la *matière tuberculeuse ramollie, caséeuse*, prise au centre de masses du volume d'un œuf de pigeon, sur la même vache, mourut étique, vers la fin du quatrième mois. Les poumons étaient couverts de grosses masses tuberculeuses ; l'un des reins montrait à sa surface quelques granulations transparentes ; enfin tous les ganglions inguinaux, rotuliens, axillaires, prépectoraux, du côté de l'inoculation, se montraient hypertrophiés et pénétrés d'une matière d'aspect caséeux ; il y avait de plus un tubercule local sous la peau.

La matière caséeuse, dans cette deuxième expérience, s'était donc comportée absolument comme le tubercule classique.

3° Un agneau inoculé avec du *tubercule dur* pris sur un bœuf affecté de phtisie calcaire, mourut au bout de cinq semaines, les poumons parsemés de granulations translucides, les plus petites à peu près transparentes, les grosses opaques au centre ou en totalité. Rien dans les autres organes ; la matière déposée sous la peau avait totalement disparu.

Le tubercule dur, en voie de transformation crétacée, s'était donc également comporté comme le tubercule récent.

4° Des granulations transparentes du volume d'un grain de millet ou de chènevis furent également trouvées dans les poumons d'un autre agneau inoculé avec du *tubercule jaunâtre en voie de métamorphose régressive.* L'autopsie de ce ruminant, tué au bout de deux mois, montra en outre que le ganglion précrural, du côté de l'inoculation, renfermait quelques nodosités tuberculeuses et plusieurs foyers purulents. Les autres organes étaient sains.

On a donc ainsi la preuve qu'à tous les degrés de son évolution et sous toutes ses formes le tubercule se comporte d'une manière identique.

Ces résultats positifs obtenus par M. Colin, sur le lapin, le cobaye et l'agneau, se reproduisaient également sur le chien lorsqu'il maintenait la plaie d'inoculation exactement fermée.

C'est une tâche délicate, disait M. Colin, en terminant son magnifique rapport, que de mesurer dès maintenant la portée des faits découverts par M. Villemin; mais s'il est plus sage de laisser ce soin à l'avenir, on peut pourtant affirmer que les expériences du savant médecin du Val-de-Grâce jettent sur la nature de la phtisie un jour nouveau et lui donnent incontestablement une place *dans le groupe des affections contagieuses.* Dans une autre communication, M. Colin ajoutait : « l'inoculation du tubercule détermine presque toujours une phtisie grave, c'est là un fait certain et qui se reproduit avec une constance effrayante. »

Les hasards de l'expérimentation ayant fait, dix ans plus tard, tomber le même savant sur un beau cas de tuberculose spontanée du lapin, il voulut se rendre compte de ce que produirait l'inoculation de ce tubercule pris sur l'animal *presque vivant.* L'insertion fut faite en quantité infinitésimale, par trois piqûres sous-épidermiques à la lancette, sur deux lapins de même âge. Au bout de quelques semaines, la parcelle infiniment petite devint la quantité innombrable et sur les deux animaux la tuberculose infecta tout l'organisme : les ganglions lymphatiques, les poumons, les synoviales articulaires ou tendineuses, les muscles, la peau, les os, tout jusqu'à la moëlle était criblé de tubercules. Cette observation est un exemple remarquable de la puissance de virulence que peut atteindre dans certains cas la tuberculose. La maladie produite par la lancette du savant physiologiste d'Alfort était, dit M. H. Bouley, une véritable phtisie galopante semblable, par la rapidité de sa marche et l'intensité de ses lésions, à la phtisie galopante de l'homme.

Nous pourrions citer encore une foule de faits de transmission avec les produits morbides obtenus par un grand nombre d'autres expérimentateurs : Chauveau, Toussaint, Bollinger, Klebs, Gerlach, mais nous n'en connaissons aucun de plus démonstratif que celui de M. Colin, que nous venons de résumer ci-dessus, et ce serait allonger inutilement une liste déjà longue.

Après les expériences de M. Villemin, contrôlées par M. Colin, la démonstration était faite d'une manière irréfragable que l'inoculation des produits morbides de la tuberculose transmettait presque infailliblement cette maladie, mais comme quelques-uns contestaient encore la virulence de la matière tuberculeuse, c'est alors qu'intervint M. Chauveau (de Lyon). Guidé par ses expériences personnelles sur la clavelée et la vaccine, inspiré d'autre part par celles de Renault, sur la morve et le charbon, maladies qu'on avait toutes pu transmettre par les voies digestives, il avait été amené tout naturellement à penser que, si la phtisie était réellement contagieuse et virulente, elle devait se comporter comme les premières. M. Chauveau choisit comme organisme *de touche*, l'espèce bovine, c'est-à-dire l'espèce chez laquelle la phtisie se développe pour ainsi dire naturellement, et qui, d'après lui, « est la seule qui partage avec l'espèce humaine le triste privilège d'entretenir la tuberculose à la surface du globe. »

Il fit acheter, après examen minutieux, quatre génisses de six à douze mois, dans une contrée où la phtisie est pour ainsi dire inconnue et fit avaler aux trois meilleures de 20 à 100 grammes de matière tuberculeuse délayée dans un peu d'eau, matière recueillie sur une vieille vache phtisique. La quatrième fut conservée comme témoin.

Les résultats de cette intéressante expérience ne se firent point attendre et surprirent M. Chauveau par leur rapidité. Dès le vingtième jour, une des trois bêtes d'expérience montrait déjà les signes évidents de la tuberculose; quelques jours plus tard l'infection devenait également visible sur les deux autres et la phtisie évolua avec une rapidité effrayante. Pendant ce temps, la génisse à laquelle on n'avait point administré de matière contagieuse, conservait la santé la plus parfaite.

Au bout de deux mois, deux des bêtes infectées furent sacrifiées et l'autopsie montra de belles lésions de tuberculose généralisée, avec prédominence extrêmement marquée du côté du mésentère et de l'intestin. De plus, outre les masses tuberculeuses qui parsemaient les poumons et les granulations grises de la plèvre, il existait encore dans le larynx des plaques granuleuses parsemées de petites ulcérations, dont quelques-unes un peu saignantes.

En présence de tels résultats, M. Chauveau ne jugea pas qu'il fût encore possible de conserver des doutes sur la virulence de la phtisie. « Il me paraît prouvé maintenant, disait-il, que l'identité de la tuberculose et des maladies reconnues virulentes est si complète et si absolue qu'il faut, ou bien reconnaître à la tuberculose le caractère de la virulence, ou bien nier la virulence elle-même. »

Après cette première série d'expériences, M. Chauveau en institua une seconde sur onze animaux de l'espèce bovine dont le plus âgé avait quatorze mois. On leur fit avaler de la matière tuberculeuse provenant *indifféremment* de l'homme ou de l'espèce bovine; cette matière fut pour quelques-uns donnée à haute dose, afin de forcer les lésions, mais les autres n'en prirent qu'une fois et en petite quantité.

Aucun sujet n'échappa à l'infection. Elle se traduisit *chez tous* par des lésions qui, légères chez les uns, se montrèrent chez les autres « véritablement épouvantables. »

Pour donner toute leur signification à ces lésions, M. Chauveau avait eu soin de conserver deux veaux témoins, dont l'autopsie permit de constater que tous leurs organes étaient parfaitement sains.

Quant aux symptômes qu'on a remarqués, retenons surtout que presque tous les sujets ont montré, dans les jours qui ont suivi l'ingestion de la matière tuberculeuse, une *diarrhée initiale* plus ou moins intense, puis, plus tard, une tuméfaction ganglionnaire, souvent très apparente, des glandes sous-maxillaires et des ganglions pré-cervicaux. Ce dernier symptôme est la preuve indiscutable du rapport qui existait entre l'infection de l'organisme et l'administration de la matière virulente. Notons aussi comme particularité constante, la toux et l'amaigrissement allant petit à petit jusqu'au marasme.

Ces expériences, d'une signification si nette, furent cependant contestées par M. Colin qui, paraît-il, essaya vainement de transmettre la tuberculose par l'ingestion de produits morbides. Mais les infructueuses tentatives de M. Colin ne pouvaient évidemment, ni détruire ni infirmer les résultats positifs obtenus, car, à ce compte, disait spirituellement M. Villemin, « certains pourraient aussi nier que les allumettes chimiques prennent feu par le frottement, parce qu'ils en ont frotté en vain quelques-unes sans réussir à les faire flamber. » Le même contradicteur, M. Colin, prétendait de plus, que les lésions du poumon étaient la conséquence de la chute de parcelles tuberculeuses dans la trachée au moment de l'ingestion du liquide d'expérience avec une bouteille. Pour faire tomber cette objection, M. Villemin injecta directement dans l'estomac d'un lapin, à l'aide d'une sonde, quelques grammes de matière tuberculeuse délayée dans l'eau; ce lapin devint tuberculeux. Puis, pour compléter sa démonstration, M. Villemin fit avaler *spontanément* la matière tuberculeuse à quatre cobayes, en mélangeant des crachats d'un homme phtisique avec du son. Les quatre cobayes ayant été trouvés tuberculeux à l'autopsie, la preuve fut ainsi deux fois faite que les localisations pulmonaires ne provenaient point de particules avalées de travers par les animaux.

De son côté, M. Chauveau, voulant mettre hors de toute contestation les faits dont il s'était porté garant et qui se trouvaient niés par M. Colin, donna de nouveau de la matière tuberculeuse à deux veaux et en conserva deux autres comme témoins. Cette expérience fut soumise au contrôle d'une Commission nommée au sein de l'*Association française pour l'avancement des sciences*, qui tenait sa seconde session, à Lyon (1872), et ce fut devant cette Commission qu'on procéda à l'autopsie des quatre animaux. Les deux premiers se montrèrent abominablement phtisiques, mais les deux veaux témoins présentèrent aussi quelques lésions tuberculeuses. La démonstration ne fut donc pas aussi évidente que s'y attendait l'éminent expérimentateur de l'École de Lyon qui, fort de son expérience personnelle, s'était cru en droit d'affirmer l'état de santé parfaite des animaux témoins. Ceux-ci ayant habité et mangé avec les veaux tuberculeux avaient été infectés grâce à la communauté des vases à l'aide desquels on leur donnait leur nourriture. Aujourd'hui, éclairé par des faits semblables, il n'y a plus, en effet, aucun doute sur les causes de cette contagion accidentelle et les propriétés infectieuses de la tuberculose n'en sont que mieux établies ; mais dans les dispositions où l'on se trouvait alors, ces résultats contribuèrent à maintenir le doute dans les esprits.

Heureusement que d'autres expérimentateurs intervinrent et que de nombreuses expériences de contrôle, faites un peu partout, ne tardèrent pas à rendre indiscutables les faits avancés par MM. Villemin et Chauveau. Ce sont ces différentes expériences qu'il nous reste maintenant à exposer brièvement.

M. Saint-Cyr, un professeur distingué de l'Ecole de Lyon, ayant fait avaler à plusieurs reprises de la matière tuberculeuse à deux jeunes veaux, trouva leurs poumons sains, mais les ganglions très malades avec des tubercules déjà en voie de crétification. Un veau témoin qui avait reçu exactement la même nourriture et les mêmes soins ne présenta absolument aucune lésion à l'autopsie minutieuse qui en fut faite. Aussi M. Saint-Cyr terminait-il sa communication académique en disant : « M. Chauveau n'est plus le seul qui ait réussi à donner la tuberculose par l'ingestion de la matière tuberculeuse par les voies digestives ; ce résultat je l'ai obtenu comme lui. Il est vrai que, jusqu'à présent, ces expériences ne réussissent à ce qu'il paraît qu'à Lyon, et cette circonstance leur nuira peut-être dans l'esprit de quelques savants; mais, en vérité, elles réussissent si bien et si facilement ici, qu'il y a tout lieu d'espérer qu'elles finiront aussi par réussir ailleurs. »

De fait, des résultats semblables étaient obtenus en Allemagne sur des *moutons* par M. Leisering, professeur à l'Ecole vétérinaire de Dresde. Pendant trois jours il fit prendre des ganglions lymphatiques provenant d'une vache tuberculeuse au premier mouton, tandis que l'autre ne reçut qu'une seule fois vingt grammes de matière virulente. La phtisie évolua très vite et l'autopsie révéla, sur les deux moutons, des lésions formidables de tuberculose généralisée.

Un autre expérimentateur allemand, Bollinger, par l'ingestion de matière tuberculeuse, détermina également sur *un mouton* et *deux chèvres* une phtisie grave.

Un vétérinaire d'Arras, M. Viseur, expérimenta sur *des chats*. Il les nourrissait avec des poumons tuberculeux provenant d'animaux d'espèce bovine tués à l'abattoir. L'autopsie de ces chats, au nombre de cinq, quatre jeunes et un adulte, permit de reconnaître que les premiers présentaient des lésions tuberculeuses très accusées et que seul l'animal adulte en était exempt.

Enfin, M. Toussaint, de l'Ecole vétérinaire de Toulouse, utilisa pour ses études expérimentales les animaux de *l'espèce porcine*, et sur un grand nombre, il vit la phtisie galopante suivre l'ingestion spontanée de produits morbides tuberculeux. Dans un cas même un sujet témoin, vivant avec les autres, devint aussi phtisique. Comme dans le cas de M. Chauveau, cette contamination accidentelle dut s'effectuer grâce à la communauté des vases servant à la distribution des aliments.

En résumé, la virulence des produits morbides tuberculeux ne saurait aujourd'hui faire l'ombre d'un doute, puisque leur inoculation a rendu phtisiques, entre les mains d'expérimentateurs de divers pays, le lapin, le cobaye, le chien, la chèvre, le bélier et le porc, et que de même leur ingestion par les voies digestives a permis d'infecter le veau, le porc, le lapin, le cobaye, la chèvre, le mouton et le chat. En présence de pareils résultats, les anciens adversaires de la virulence, Cohnheim à leur tête, ont été obligés de reconnaître leur erreur, à tel point que ce dernier disait en 1880 : « c'est à peine s'il doit exister aujourd'hui un pathologiste qui nie encore que la tuberculose soit une maladie infectieuse transmissible. »

§ 2. — VIRULENCE DU SANG

La question de la virulence du sang, qui est pourtant grosse de conséquences, qui est, peut-on dire, la clé de la virulence de l'organisme, n'a jamais été traitée jusqu'ici d'une manière spéciale et avec l'attention qu'elle mérite. Démontrer les propriétés infectantes du sang, prouver que le bacille s'y rencontre quelquefois, c'est pourtant établir du même coup, sans hésitation possible, que la tuberculose est bien une maladie générale, *totius substantiæ*, et que par conséquent toute particule provenant de l'organisme infecté peut recéler en soi le germe de la maladie. Cette démonstration nous allons la faire, et si complète, qu'elle forcera toutes les convictions.

Le premier expérimentateur qui a constaté la virulence du sang est encore M. Villemin. Dès 1868, lors de ses premières communications à l'Académie de médecine, ce savant annonçait en effet que : « le sang défibriné, en injections hypodermiques, déterminait la tuberculose, » mais que dans ce cas la question quantité paraissait jouer un certain rôle et que — contrairement à l'inoculation des produits morbides — la réussite semblait exiger un volume appréciable de liquide. Un lapin qui reçut 2 c. c. de sang en injection hypodermique, pris sur un *homme phtisique* peu de temps après la mort, succomba au bout d'un mois et demi à une tuberculose généralisée ; son autopsie prouva clairement l'infection des différents appareils. Le sang d'un autre lapin, rendu préalablement tuberculeux, injecté à deux reprises à un second lapin et à la dose de 2 c. c. chaque fois, détermina de même la production de tubercules dans les poumons et les reins.

Ces remarquables expériences de transmission de la tuberculose au lapin par l'injection dans le tissu cellulaire du sang d'un phtisique frappèrent l'esprit sagace de M. H. Bouley qui rappela immédiatement à l'Académie que lorsqu'on opère la transfusion du sang d'un cheval affecté de morve aiguë ou chronique à un cheval sain, il y a aussi de grandes chances, pour que dans un délai assez court, les poumons de celui-ci se remplissent de granulations qui, en vieillissant, sont destinées à devenir des tubercules morveux. De même, ajoutait notre regretté Maître, la transfusion de sang claveleux à un animal sain produit soit une éruption tégumentaire simple et bénigne, soit une *éruption* pulmonaire. Puis, par une vue de génie, M. Bouley ajoutait : le tubercule morveux, comme la pustule claveleuse, implique donc forcément dans ces cas « une modification préexistante du sang par un *élément anormal* qui lui est associé. »

Moins d'un an après la découverte de M. Villemin, le 1er mai 1869, trois médecins grecs, Demet, Paraskova, Zablonis (de Syria) inoculèrent deux à trois gouttes de sang *d'un poitrinaire* à deux lapins. Trente jours plus tard, ces lapins présentaient tous les signes de la phtisie, et l'autopsie montrait des tubercules transparents, gris, ou ramollis dans les poumons ou le mésentère. Cette première expérience de contrôle avait donné un résultat positif.

En France, ces expériences d'une importance capitale, passèrent presque inaperçues, et ce n'est que dix ans plus tard que M. Toussaint, de l'Ecole de Toulouse, reprit l'étude de la virulence du sang. Sur un *porcelet* de deux mois, ce laborieux expérimentateur injecta, dans le tissu cellulaire sous-cutané, quelques gouttes de sang tuberculeux provenant d'un animal de la même espèce. Quelques jours après, une tumeur irrégulière, dure et lobulée, se développa au point même de l'injection virulente. Deux mois plus tard, M. Toussaint trouvait à l'autopsie de nombreuses granulations grises dans la plèvre, les poumons, le foie, la rate et l'épiploon ; bref, les quelques gouttes de sang avaient déterminé une phtisie généralisée des plus graves.

Quelques mois après cet essai, qui avait donné un résultat si démonstratif, M. Toussaint injecta de nouveau quelques gouttes de sang, mais provenant d'un *soldat tuberculeux*, dans le tissu cellulaire d'un très beau cochon. L'autopsie fit constater le tubercule local d'inoculation, ainsi qu'une phtisie généralisée presque aussi complète que dans le cas précédent.

Enfin, il résulte encore du carnet d'expériences de M. Toussaint, publié par M. H. Bouley dans le Recueil de 1885, quand ce malheureux expérimentateur fut devenu incapable de tirer lui-même parti de ses travaux, que dans *cinq expériences*, faites sur des lapins, avec du sang chauffé à la température de 73° à 80°, toutes furent concluantes dans le sens positif. Ce qui donne à ces résultats confirmatifs une grande valeur c'est que, lorsqu'on lit avec attention les notes expérimentales, on retrouve pour plusieurs la signature même de la maladie, c'est-à-dire le tubercule local d'inoculation qui en est la caractéristique indéniable.

Pour finir ce qui concerne les travaux de ce savant, rappelons qu'il a le premier réussi *à cultiver le sang tuberculeux*, et que, après avoir subi plusieurs cultures successives, les dernières se montraient aptes encore à déterminer la tuberculose.

Un autre vétérinaire français, M. Galtier, professeur à l'Ecole de Lyon, a, lui aussi, soumis cette grave question de la virulence du sang à une vérification expérimentale, et dans douze essais d'injection hypodermique à des lapins, de sang provenant de bêtes tuberculeuses refusées à la consommation ou pris sur des lapins préalablement rendus tuberculeux, M. Galtier a obtenu *deux* résultats positifs.

De même le docteur G. Grancher (de Paris), si connu par ses travaux histologiques sur la phtisie, dit que le sang du cœur d'un cobaye tuberculeux, donne sûrement la tuberculose aux animaux, même lorsque les bacilles restent invisibles au microscope.

En Allemagne, au lieu d'étudier la virulence du sang, comme les savants français, à l'aide des inoculations sous-cutanées, Cohnheim, Salomonsen, Haensell, Deutschman et Baumgarten ont eu recours à une autre méthode, celle des injections *intra-oculaires*. Après une incubation de vingt à trente jours, si on a opéré sur des lapins blancs, à iris couleur de chair, on voit apparaître sur l'iris un ilôt de petits tubercules gris, tubercules qui s'accroissent et présentent bientôt la dégénérescence caséeuse ; puis enfin survient la tuberculose générale du globe de l'œil et de tout l'organisme.

Voici comment M. Lydtin, dans son savant rapport sur la tuberculose, au Congrès vétérinaire de Bruxelles, rend compte de ces expériences :

« Baumgarten injecta dans la chambre antérieure de l'œil d'un certain nombre de lapins quelques gouttelettes *de sang* d'un animal récemment abattu qui présentait des lésions fort prononcées d'une tuberculose développée à la suite de l'inoculation, et il produisit chez ces lapins une tuberculose oculaire typique qui aboutit rapidement à une affection générale. Des tubercules apparurent, après trois à quatre semaines, dans le segment inférieur de l'iris, dans le voisinage du point où avait séjourné le sang infecté. Le nombre des tubercules devint ensuite de plus en plus grand dans l'œil et finalement survinrent les manifestations et les lésions d'une tuberculose générale qui entraîna la mort. »

Pour prévenir toutes les objections, Baumgarten répétait les mêmes expériences avec du sang provenant d'animaux sains, mais ces expériences de contrôle ne donnèrent jamais lieu à aucune manifestation morbide.

Les expériences de Villemin, Toussaint, Galtier, Grancher, en France, celles de Cohnheim, Salomonson, Haensell, Deutschman et Baumgarten, en Allemagne, suffisent amplement pour entraîner toutes les convictions et démontrer que l'élément vivant de la tuberculose ne demeure pas localisé aux lésions, « mais *qu'il court partout avec le sang* et que, par conséquent, l'organisme tout entier en est infecté. » (H. Bouley.) Néanmoins, s'il restait encore quelques doutes sur la virulence du sang, ils disparaîtraient immédiatement devant la constatation de Koch, qui a trouvé des *bacilles* dans le sang d'un homme atteint de tuberculose miliaire. Le même fait a également été signalé par Weichselbaum. Enfin, MM. Charrin et Karth ont également rencontré des bacilles dans le sang de la rate, alors que cet organe ne contenait aucun tubercule. L'assentiment invincible des expérimentateurs atteste donc bien, comme nous le disions plus haut, que la tuberculose peut devenir une maladie générale, *totius substantiœ*, et que les manifestations locales qui la traduisent ne sont que les effets de la maladie.

§ 3. — VIRULENCE DE LA VIANDE

Nous avons vu dans le paragraphe précédent le bacille de la tuberculose voyager avec le sang, il peut donc s'arrêter sur les différents terrains de l'organisme qui lui sont propices et y pulluler à l'infini, mais le système musculaire ne semble pas chez l'homme être bien favorable à son développement, puisque jusqu'à ce jour M. Follin paraît être le seul auteur qui ait signalé la présence de tubercules dans les muscles de l'homme. Ainsi dans son récent article du dictionnaire Jaccoud, M. Hanot prétend que dans la phtisie « les muscles peuvent bien présenter les modifications qu'ils subissent dans toutes les cachexies, mais que les altérations tuberculeuses proprement dites y sont inconnues. »

Pour les animaux également la tuberculose des muscles paraît excessivement rare ; elle a cependant été signalée sur le bœuf par MM. Degive et Van Hertsen, et sur le lapin par M. Colin d'Alfort. Dans le premier cas il s'agissait d'un taureau demi-gras, âgé de sept ans et sacrifié pour la boucherie, à l'abattoir de Bruxelles, avec toutes les apparences de la santé. On constata, à l'autopsie, la présence en divers points de nombreuses lésions tuberculeuses notamment dans les muscles. Ces tubercules musculaires offraient la plus grande ressemblance avec ceux du poumon, du foie et des autres organes parenchymateux. Ils étaient durs, jaunâtres et de volume très variable. On les trouvait par-ci par-là, isolés, dans l'épaisseur des muscles et particulièrement dans ceux des régions crurales. (Van Hertsen.)

Dans l'observation de M. Colin, les muscles de la plupart des régions montraient çà et là, à leur surface ou dans leur épaisseur, des tubercules miliaires, presque toujours fermes.

D'après le docteur Schütz, professeur à l'école vétérinaire de Berlin, ces nodules tuberculeux des muscles auraient leur siège dans le tissu conjonctif intermusculaire ; et bien souvent on trouverait chez les animaux atteints d'une phtisie avancée des productions tuberculeuses dans les glandes lymphatiques intermusculaires : « *altération qui passe fréquemment inaperçue.* »

Dans tous ces cas, il n'y a aucun doute, la viande doit être impitoyablement refusée, mais, dans les conditions habituelles, quand il n'existe de lésions tuberculeuses visibles que dans les poumons ou le tube digestif, la viande même de belle apparence n'est-elle point encore dangereuse ?

Voici la réponse des différents expérimentateurs. Toussaint ayant pris un morceau de viande sur une vache tuberculeuse et en ayant exprimé le jus avec la presse du commerce, inocula 2 c. c. de ce liquide à un jeune *porc*. Tué au bout de deux mois, il trouva à son autopsie toutes les lésions d'une phtisie grave. Des fragments de poumons, de foie, de rate, de centre phrénique du diaphragme, de ganglions bronchiques et sous-maxillaires furent envoyés à M. H. Bouley et mis sous les yeux de l'Académie.

Le docteur Vallin a fait récemment des expériences d'inoculation sous-cutanée avec du suc musculaire d'animaux tuberculeux et a obtenu les mêmes résultats.

Les recherches de contrôle de M. Galtier l'ont également amené à conclure qu'il y a danger, dans presque tous les cas, à laisser consommer la viande provenant d'animaux tuberculeux. Dans quinze expériences, ce professeur a inoculé, par injection hypodermique, d'assez fortes quantités de jus musculaire obtenu en exprimant la viande de vache phtisique refusée à la consommation. *Deux* fois il est arrivé à un résultat positif sur le lapin et le mouton,

Enfin, tout récemment, lors du Congrès vétérinaire tenu à Paris au mois de novembre, M. Arloing, de Lyon, a déclaré avoir réussi deux fois sur vingt-cinq en opérant sur des cobayes, à déterminer la tuberculose par l'inoculation de jus musculaire provenant d'une vache phtisique en parfait état de graisse.

Mais ce n'est point par l'inoculation directe que la tuberculose peut contagionner couramment l'espèce humaine, aussi faut-il voir maintenant, ce que produit l'ingestion de la viande elle-même :

Bollinger, en faisant manger de la chair de bœuf devenu spontanément tuberculeux ou celle d'animaux infectés expérimentalement, a déterminé sur trois porcs une tuberculose généralisée.

De même à l'école de Hanovre, sur quatre lapins auxquels on fit manger de la viande provenant d'un porc fortement tuberculeux, deux furent reconnus phtisiques à l'autopsie.

De son côté, le docteur Johne, sur 46 animaux d'espèces différentes, nourris avec de la chair crue provenant de vaches tuberculeuses, a obtenu *treize* résultats positifs.

Enfin, Gerlach, le professeur regretté de l'École de Berlin, sur 36 animaux nourris également avec de la viande tuberculeuse a eu *huit* fois des résultats positifs.

Comme tous ces faits sont graves, comme il faut s'en souvenir et surtout s'en inspirer, quand il s'agit de résoudre la grave question de savoir si les viandes d'un animal reconnu tuberculeux peuvent être livrées à la consommation ! Leur bel aspect extérieur ne saurait être considéré comme la garantie de leur innocuité puisqu'elles recèlent en elles — les expériences en témoignent — les agents actifs d'une contagion redoutable (H. Bouley).

Nous avons déjà vu que l'inoculation directe de jus musculaire provenant de viande tuberculeuse détermine la phtisie, qu'il en est de même de l'ingestion de la viande crue ; nous allons établir maintenant que le degré de cuisson auquel nous soumettons nos aliments est tout à fait insuffisant pour en détruire la virulence. Il est utile de se rappeler d'abord que la viande est, en général, un mauvais conducteur du calorique, et que le milieu du morceau ne prend que tardivement la température extérieure (Gerlach).

Pour bien comprendre quelle résistance les produits morbides de la tuberculose opposent à l'action de la chaleur, disons que dans quelques expériences Gerlach a vu des tubercules du diamètre de un pouce qui conservaient encore, un peu réduites il est vrai, leurs propriétés infectieuses, après une ébullition ayant duré *une demi-heure*. De même, Toussaint, de Toulouse, ayant fait chauffer au bain marie, de 50 à 58° pendant dix minutes, du jus obtenu en comprimant une partie de poumons tuberculeux, l'inocula à huit animaux, 4 porcs et 4 lapins, qui tous devinrent tuberculeux. Enfin, d'après M. Hippolyte Martin, "le tubercule chauffé à 100°, dans un tube scellé, ne perd pas toujours ses propriétés infectieuses. Le même auteur ajoute que la macération dans de l'alcool à 90° n'éteint pas non plus constamment la virulence des produits tuberculeux.

Revenons à la viande afin d'établir que l'action de la chaleur *culinaire* (H. Bouley) n'est pas suffisante pour en détruire la virulence. M. Vallin, dans des recherches personnelles très nombreuses, a prouvé d'une manière incontestable, que les parties centrales des rosbifs et des bifteeks servis sur nos tables ne dépassent pas d'ordinaire la température de 58° et peuvent même en certains points, n'atteindre que 48° c. ; tandis qu'il résulte des expériences de MM. Toussaint et Hippolyte Martin que la température nécessaire pour éteindre les propriétés infectantes, se montre supérieure à 50° et se tient peut-être dans les environs de 80°. M. Toussaint, en effet, après avoir fait cuire un morceau de viande pris sur une truie tuberculeuse, en exprima le jus et l'inocula à deux lapins qui tous les deux devinrent tuberculeux ; l'un même présentait le tubercule local caractéristique. Quelque temps après M. Toussaint prit un morceau de muscle, sur un bœuf *très gras*, mais dont le poumon était rempli de gros tubercules caséeux. Ce morceau chauffé sur un gril jusqu'à 52° c., température prise au milieu, il en exprima le jus qui servit à arroser du pain distribué, en deux fois, pour les repas de cinq lapins d'expérience. Un premier sujet, tué le 35e jour, avait déjà les ganglions mésentériques tuberculeux et quelques granulations grises dans les poumons ; les quatre autres moururent phtisiques dans une période de quatre mois. Ajoutons qu'il ressort des notes de M. Toussaint que ses experiences, avec le jus de viande chauffé, ne s'élèvent pas à moins de *vingt-cinq*, faites sur des lapins, des porcs et une génisse et que presque toutes sont concordantes dans un sens positif.

La virulence du suc musculaire est cependant détruite d'une manière absolue par l'ébullition, car M. Vallin dit que le suc filtré s'est toujours montré d'une innocuité parfaite lorsqu'il avait soin de le faire bouillir, tandis que, comme nombre d'autres expérimentateurs, il a obtenu « une infection généralisée lorsqu'il était cru. »

En présence de la contagion la plus grave qui décime l'espèce humaine, en présence des témoignages autorisés que nous venons de citer, en présence du nombre et de la concordance des résultats obtenus par tant d'expérimentateurs différents, nous sommes forcé de conclure que la virulence des viandes tuberculeuses n'est pas détruite par la cuisson telle qu'elle est pratiquée d'après nos habitudes modernes et d'ajouter, par conséquent, qu'aucune autre maladie ne réclame une plus impitoyable sévérité de la part des inspecteurs de boucherie.

§ 4. — VIRULENCE DU LAIT

Lorsqu'il existe des lésions tuberculeuses dans les mamelles, la virulence du lait est certaine, incontestée. Le premier point à établir est donc la fréquence ou la rareté de cette tuberculisation locale.

En médecine humaine, la tuberculose mammaire n'a été signalée ni par Grisolles, ni par Jaccoud, ni même par Hanot dans son magistral article du dictionnaire; seul, Follin, dans son Traité de pathologie externe, indique qu'on peut aussi rencontrer des tubercules dans les mamelles. Les lésions tuberculeuses des mamelles paraissent donc chez l'homme excessivement rares.

Au contraire, en médecine vétérinaire, si quelques auteurs disent cette tuberculose assez rare, d'autres la signalent comme très fréquente. Parmi les premiers se trouve M. Nocard, d'Alfort, qui dit que sur quatorze vaches les mamelles étaient à l'autopsie absolument exemptes de lésions tuberculeuses. Voici du reste comment s'exprime le savant professeur : « Sur trois vaches abominablement phtisiques, il ne m'a pas été possible de constater la présence du bacille de Koch dans la petite quantité de lait qu'elles m'ont fournie ; les mamelles étaient flasques, notablement diminuées de volume ; mais elles avaient conservé toute leur souplesse ; nulle part elles ne présentaient de noyaux indurés analogues à ceux qui constituent les foyers tuberculeux, et la dissection n'a point permis d'y trouver trace de tubercules. De plus, sur onze vaches reconnues tuberculeuses à l'autopsie, dont j'ai examiné le lait avec beaucoup de soin, je n'ai pas encore rencontré une seule fois le bacille de Koch ; et toutes avaient aussi les mamelles absolument exemptes de lésions tuberculeuses. »

Ces observations négatives ne sont que des exceptions si on s'en rapporte à des savants de différents pays. Dès 1874, MM. Degive et Van Hertsen, signalaient déjà les lésions tuberculeuses des mamelles comme une complication possible de la phtisie, dans un mémoire présenté par eux à l'Académie de médecine de Bruxelles. Dans ces dernières années, Van Hertsen a insisté tout particulièrement, lors du Congrès international de médecine vétérinaire tenu également à Bruxelles, « sur la fréquence considérable des lésions tuberculeuses dans les mamelles des vaches laitières phtisiques. » De son côté M. Bang, professeur à l'Institut agronomique de Copenhague, a lui aussi signalé, au Congrès tenu en 1884 dans cette ville, la fréquence de cette lésion dont il a rencontré *vingt-sept* cas en sept mois. Il a trouvé d'énormes quantités de bacilles tuberculeux dans le lait de ces glandes, même dans celui provenant des parties encore saines de la mamelle. Des faits de même ordre ont été constatés en Suisse, dans le grand duché de Bade, dans le royaume de Saxe et il en est fait mention dans le rapport de M. Lydtin. En Angleterre, Fleming dit aussi avoir rencontré très fréquemment ces lésions locales. Nous-même, si nous nous en rapportons à notre expérience personnelle, croyons la tuberculose mammaire presque habituelle dans les cas graves ; récemment encore, nous l'avons diagnostiquée dans les mamelles pendant la vie et au moment de l'autopsie, les mamelles, d'un volume énorme, étaient en effet criblées de milliards de tubercules.

Mais cette tuberculose locale des mamelles est-elle indispensable pour que le lait devienne virulent ? Cette opinion qui tend à prévaloir depuis quelques années a été émise pour la première fois en 1868, par M. Chauveau, de Lyon, qui posait en principe qu'on ne pouvait transmettre les maladies qu'avec les organes malades ou leurs produits ; Bollinger en Allemagne et Nocard en France se sont ralliés à l'opinion de M. Chauveau et croient que le lait n'est virulent que s'il existe des lésions locales des glandes mammaires. Évidemment, comme l'a dit M. Bouley, les chances d'infection par l'usage du lait sont d'autant plus grandes que ce liquide peut être infecté plus directement par la pullulation de l'élément de la virulence tuberculeuse dans les mamelles elles-mêmes ; sur ce point tout le monde est d'accord, mais de plus il existe de fortes présomptions qui rendent extrêmement probables, les propriétés infectantes du lait, même quand il n'existe point de tuberculose dans les mamelles.

L'expérience qui autorise à dire que le lait de toutes les vaches phtisiques doit être considéré comme dangereux est due au professeur russe Koubassoff. Ce savant ayant injecté quelques gouttes de pus tuberculeux à une cobaye, aussitôt après la mise bas en examina le lait plusieurs fois par jour, avec une minutieuse attention. « Durant la première semaine, Koubassoff ne trouva pas de bacilles dans le lait, mais ils apparurent la seconde semaine. Au commencement les bacilles étaient disséminés, puis plus tard en groupe de deux à quatre, et il dit avoir constaté leur présence jusqu'à la mort de l'animal qui mourut très épuisé. » Du reste, pour une autre maladie, le charbon bactéridien, les expériences de Feser, de Emler, de Chambrelent et de Moussous ont établi aujourd'hui, à n'en pouvoir douter, que du vivant même de l'animal, le lait renferme des bactéridies. Pourquoi donc le bacille de la tuberculose, beaucoup plus petit, que nous avons surpris circulant dans le sang, ne pourrait-il point passer également dans le lait ? Voilà ce qui fait que, contrairement à l'avis de MM. Bollinger et Nocard, le lait provenant de sujets phtisiques doit, dans tous les cas, être regardé comme virulent.

Nous allons voir, maintenant, que les expériences entreprises en Allemagne par Gerlach, Klebs, Bollinger ; en France par Peuch et Hippolyte Martin ont démontré que la tuberculose était transmissible par le lait des vaches phtisiques à un grand nombre d'espèces : veau, porc, mouton, lapin, cobaye, chien, chèvre, etc.

C'est à Gerlach, le directeur de l'École vétérinaire de Berlin, que la science est redevable des premières expériences sur la virulence du lait, expériences qu'il a ensuite poursuivies pendant un grand nombre d'années. Deux veaux, deux porcs, un mouton, deux lapins, prirent pendant un temps qui varia de 21 à 50 jours une certaine quantité de lait cru non bouilli, provenant d'une vache phtisique dont la traite était d'abord d'un litre et demi par jour, puis seulement d'un demi-litre le dernier mois.

Cette vache, reconnue phtisique à l'autopsie, avait des granulations sous les plèvres et une tuberculisation très avancée des poumons. Chez tous ces animaux d'expériences, à l'exception d'un veau qui mourut accidentellement, *chez tous* l'autopsie révéla une phtisie généralisée, caractérisée par des granulations tuberculeuses miliaires dans les plèvres, les poumons, le tube digestif, et les glandes mésentériques. Gerlach avait eu soin de garder des animaux de contrôle, et souvent de même provenance, qui alimentés avec du lait sain sont eux-mêmes restés absolument sains. Cette remarquable étude démontrait que le lait possédait une action spécifique, qu'il était infectant. La preuve que la phtisie de ces animaux d'expériences résultait bien du lait, Gerlach la trouve péremptoire dans le fait « qu'à la suite de l'ingestion de ce lait les glandes mésentériques s'altèrent constamment et en premier lieu. » C'est donc bien du tube digestif et par la voie d'absorption physiologique que la substance nosogène était, dans ce cas, arrivée dans l'organisme.

Klebs, professeur d'anatomie pathologique à Prague, quelques années après la publication du mémoire de Gerlach, reprit les mêmes expériences afin de les soumettre à un contrôle expérimental. Il résulte de son travail que cinq lapins burent du lait infecté à discrétion et que *tous* devinrent phtisiques. Une autre expérience très démonstrative mais involontaire est aussi relatée dans son rapport; c'est celle de la transmission de la tuberculose à un *chien* par suite de l'ingestion de lait provenant d'une vache arrivée au plus haut degré de la phtisie. Ce chien, après avoir bu pendant assez longtemps le lait infecté, devint malade, perdit l'appétit et mourut. A l'autopsie on trouva des tubercules miliaires gris, en quantité innombrable, sous la plèvre et le péricarde; des nodules tuberculeux dans le foie, la rate et les ganglions mésentériques, nodules arrivés à l'état caséeux; des tubercules dans l'intestin et enfin des ulcérations tuberculeuses vers la fin de l'iléon.

Bollinger, professeur à l'École vétérinaire de Zurich, déclare, lui aussi, le lait infecté très dangereux ; il se base d'abord sur le fait d'observation suivant : « Vers 1873, dit-il, j'ai observé une *chèvre*, dont le lait fraîchement tiré était bu par des malades et par des enfants qui moururent peu de temps après; à l'autopsie la chèvre était au plus haut point tuberculeuse. » De plus, sur quatre jeunes cobayes qui prirent, pendant dix semaines, de un litre et demi de lait à trois litres, provenant d'une vache fortement tuberculeuse, Bollinger constata bientôt une tuméfaction chaque jour plus forte des ganglions du cou; sacrifiés à l'âge de quatre à cinq mois *tous* les cobayes étaient tuberculeux au plus haut degré. Un jeune *cochon*, nourri avec le même lait seulement pendant quinze jours, contracta également une phtisie mortelle.

Toutes ces expériences eurent en Allemagne un tel retentissement que le Ministre de l'agriculture ordonna de les contrôler sur un grand nombre d'animaux. Virchow, le savant micrographe dit, à propos de ces expériences officielles : « On peut dès à présent enregistrer ce fait qu'*un grand nombre* des animaux nourris avec du lait provenant de vaches phtisiques, ont été atteints de la phtisie tuberculeuse. » Loc. cit.

Nous venons de résumer très brièvement les principaux faits expérimentaux obtenus en Allemagne ; en France, l'étude expérimentale de la virulence du lait a surtout été poursuivie par MM. Peuch, professeur de l'École de Toulouse, et Hippolyte Martin, de Paris.

M. Peuch, ayant reconnu l'existence de la phtisie sur une vache vendue pour la boucherie, qui donnait encore trois à quatre litres de lait par jour, fit consommer le lait par deux jeunes *porcs* et deux *lapins*. Au bout de trente-cinq jours il sacrifia le premier porc qui avait bu environ cinquante-cinq litres de lait tuberculeux. L'autopsie ne montra aucune lésion dans le tube digestif ; mais « dans le lobe droit du poumon, immédiatement sous la plèvre, on trouva deux granulations de la grosseur d'un grain de mil, grisâtres, demi-transparentes, qui, examinées au microscope, présentaient tous les caractères du tubercule ; dans le lobe gauche, il existait trois autres granulations identiques aux précédentes. »

Le premier lapin, sacrifié au bout de cinquante-deux jours et qui avait bu six litres de lait, avait, à l'autopsie, deux granulations tuberculeuses sous la muqueuse de l'iléon.

Le second porc, qui avait bu deux cent soixante-treize litres de lait, tué au bout de quatre-vingt-treize jours, montrait, à l'autopsie, une grande quantité de granulations tuberculeuses, jaunâtres et molles dans le foie, dans l'intestin grêle, dans les ganglions ; les ganglions sous-maxillaires avaient acquis le volume d'un œuf de poule. Les poumons étaient aussi parsemés de tubercules ; en un mot, ce porc était atteint de tuberculose généralisée.

Enfin, le deuxième lapin fut trouvé mort dans sa loge le cent trentième jour ; l'autopsie dévoila des tubercules innombrables dans le tube digestif et dans les poumons, qui en étaient littéralement farcis. Celle du lapin, gardé comme témoin, pratiquée sur-le-champ, ne permit de constater absolument aucune lésion. M. Peuch avait également conservé un porc témoin, mais comme parfois sa nourriture avait été placée dans la sébile infectée, ce porc s'était contagionné et l'autopsie fit trouver deux granulations dans l'intestin et quatre dans les poumons.

Telle est, en résumé, cette remarquable expérience de M. Peuch dans laquelle on voit les lésions tuberculeuses croître avec le temps et la quantité de liquide infectieux ingéré, ce qui confirme le fait établi par l'École de Lyon que, même pour les virus, la question quantité joue un rôle important.

Hippolyte Martin, de Paris, a fait également des expériences sur la transmission de la tubercul[illegible] par le lait et les résultats qu'il a obtenus sont confirmatifs de tous ceux que nous venons de relater plus haut. Parmi ces expériences, notons seulement celles dans lesquelles M. Martin a injecté dans le péritoine de cobayes du lait de qualité inférieure, vendu dans les rues de Paris, car plusieurs fois il a déterminé de la sorte une tuberculisation généralisée.

Dans ces derniers temps, MM. May, en Allemagne, et Bang, en Danemark, ont renouvelé les expériences d'ingestion de lait tuberculeux et obtenu également des résultats positifs. Ce dernier expérimentateur a même trouvé une énorme quantité de bacilles de Koch dans le lait des glandes tuberculeuses, et il a fait quelques expériences sur des lapins d'où il croit pouvoir conclure que parfois, le lait renferme le virus, même quand la mamelle n'offre pas le moindre signe de tuberculose (Dr Ollivier).

Notons enfin que sur quatre-vingt-onze animaux nourris avec le lait de vaches tuberculeuses, le Dr Johne n'a pas obtenu moins de *trente* résultats positifs.

Quant au beurre et au fromage obtenus avec ce lait, disons que d'après Bang, de Copenhague, les bacilles lorsqu'on baratte restent presque exclusivement dans le sérum et dans les grumeaux. Deux fois, cependant, M. Bang dit en avoir trouvé dans le beurre lui-même.

L'ébullition du lait paraît heureusement donner toute sécurité. Ainsi, Bollinger, dans des expériences sévèrement conduites, a rendu deux porcs tuberculeux en les nourrissant avec du lait infecté non bouilli, tandis que les deux autres qui ingérèrent ce même lait bouilli, restèrent absolument sains. Le même auteur a fait, chez différents expérimentateurs, le relevé de leurs expériences et dans les douze tentatives de contagion faites avec du lait bouilli, tous les résultats, sans exception, se sont trouvés négatifs. En France, Hippolyte Martin qui avait soin de toujours faire la contre-épreuve de ses expériences avec du lait bouilli, n'a jamais vu non plus les animaux témoins contracter la tuberculose.

Conclusion : Le lait cru, provenant de vaches phtisiques, est dangereux dans tous les cas, mais *le lait tuberculeux bouilli est absolument inoffensif.*

§ 5. — VIRULENCE DES PRODUITS DE SÉCRÉTION : VACCIN, SALIVE, URINE, LIQUIDE PLEURÉTIQUE, ETC.

Nous avons établi d'une manière incontestable la virulence du sang, de la viande, du lait, grâce au nombre et à la concordance des résultats expérimentaux. Les faits suivants, au contraire, qui tendent à démontrer les propriétés contagieuses du vaccin, du mucus nasal, de la salive, de l'urine, n'ont pas été suffisamment répétés pour être acceptés sans contrôle; ils ont pour eux une certaine somme de probabilités mais non la certitude scientifique.

Le premier fait expérimental qui semble indiquer que le vaccin peut être virulent est celui des médecins grecs Demet, Paraskova et Zablonis. Ils prirent du vaccin sur un phtisique au premier degré et l'inoculèrent à deux lapins. Au bout de douze jours ils constatèrent un tubercule local, puis, après cinq semaines, des tubercules en grande quantité dans les poumons, les ganglions lymphatiques et le mésentère; en un mot, les lésions d'une phtisie généralisée. Le second fait, de même ordre, a été recueilli par M. Toussaint : « Avec le vaccin, dit-il dans une note à l'Académie des sciences, pris sur une belle pustule d'un enfant en bonne santé et provenant de parents robustes, j'ai fait à une vache tuberculeuse sept piqûres autour de la vulve. Quelques jours après, les pustules se montraient en nombre égal à celui des inoculations. Le septième et le huitième jour, ces pustules étaient ombiliquées, j'inoculai la sérosité à quatre lapins et à un porc. Deux lapins tués deux mois après ont montré toutes les lésions de la tuberculose : tubercule local ganglionnaire et tubercules pulmonaires. » Le porc devint également tuberculeux.

En présence de ces deux faits positifs, les quatre expériences négatives de M. Lothar Meyer, les cinq du Dr Strauss, de l'hôpital Tenon, et les quatorze de M. Josserand, de Lyon, ne sauraient rassurer tout à fait les médecins vaccinateurs, même en présence de la remarque de Bollinger qui dit, en parlant de la vaccination animale, que sur six mille veaux on n'en rencontre qu'un seul tuberculeux.

D'autres expériences de M. Toussaint tendent également à prouver la diffusion de la virulence tuberculeuse, mais malheureusement elles n'ont pas encore été contrôlées et par conséquent elles ne sauraient, à elles seules, entraîner toutes les convictions, maintenant surtout qu'on sait, grâce à Cohnheim et Vallin, que les expérimentateurs doivent continuellement se mettre en garde contre la contagion accidentelle. Nous dirons quelques mots plus tard de ces cas d'infections involontaires, revenons à présent aux expériences de M. Toussaint.

Trois lapins furent inoculés à la base de l'oreille, à l'aide d'une lancette, avec le liquide clair qui coulait du nez d'une vache phtisique. Deux semaines après, les lapins présentaient déjà des tubercules locaux et une tuméfaction des glandes parotidiennes. Tués, le soixante-dixième jour, ces animaux avaient tous les trois une quantité considérable de tubercules dans le poumon, dont quelques-uns contenaient déjà de la matière caséeuse; le plus grand nombre était encore à l'état de granulations grises.

D'autres expériences d'inoculation, faites le même jour avec la *salive* recueillie dans la bouche de la même vache, ont donné des résultats analogues. Le tubercule d'inoculation était pourtant moins perceptible sous la peau, mais le ganglion voisin témoignait, par sa tuméfaction, de l'infiltration tuberculeuse dont il était le siège.

« On peut rapprocher, dit M. H. Bouley, de ces résultats donnés par l'inoculation directe de la salive, les faits de contagion accidentelle qui se sont produits en 1872, à Lyon, devant les membres de l'*Association pour l'avancement des sciences*, par suite de l'usage des mêmes baquets pour l'alimentation et des animaux soumis à l'épreuve de l'ingestion tuberculeuse et de ceux qui devaient témoigner à côté, par l'intégrité de leurs organes, à eux, de l'efficacité pathogénique des matières ingérées par leurs congénères.

« Si la salive est un excipient de la virulence, ajoute M. H.

Bouley, et prouve ses effets dans les groupes d'animaux qui vivent en rapport étroit de contact par des accidents de contagion résultant de l'imprégnation des aliments ingérés par la salive des animaux malades, est-ce que, dans les rapports entre elles des personnes humaines, des conditions ne se présentent pas où des accidents du même ordre peuvent se produire? Est-ce que, par exemple, dans les rapports que j'appellerai de *basiation*, les chances n'existent pas pour les échanges des salives ; chances d'autant plus grandes que les *basia* sont plus ardents et plus intimes? Est-ce que lorsque deux personnes boivent au même verre et déglutissent avec la même cuillère, l'une d'elles n'est pas exposée à des ingestions redoutables, si l'autre est affectée de tuberculose? »

M. Toussaint n'a pas expérimenté seulement avec le vaccin et la salive, mais il a encore voulu se rendre compte des propriétés infectantes ou non de l'*urine* de la même vache. Quelques gouttes, injectées sous la peau de l'oreille d'un lapin, le firent mourir phtisique au bout du quatrième mois. A l'autopsie, il trouva chez lui toutes les lésions de la pneumonie caséeuse. On sait du reste positivement aujourd'hui que quand il existe une tuberculose locale des organes génito-urinaires l'urine peut contenir des bacilles et que les rapports sexuels peuvent dans ce cas devenir infectants, c'est-à-dire communiquer la tuberculose.

Enfin, les *épanchements de la plèvre et du péritoine* jouissent également de propriétés infectantes non douteuses, si bien que, pour différencier la sérosité suspecte et reconnaître si elle provient d'un sujet tuberculeux ou non, il suffit d'en inoculer quelques gouttes dans la cavité péritonéale d'un cobaye. Sur quinze cobayes ainsi inoculés avec de la sérosité suspecte, deux moururent d'accidents et sur les treize autres on obtint cinq résultats négatifs et *huit* positifs. Le diagnostic différentiel peut donc être basé sur la virulence elle-même (Gombault).

Les expériences si claires, si nombreuses, si significatives, à l'aide desquelles nous venons d'établir, sur une base inébranlable, la démonstration de la virulence des différentes parties de l'organisme infecté, sang, lait, viande, ne doivent plus laisser dans les esprits ni doute, ni incertitude, ni hésitation. Tout animal tuberculeux constitue un danger public, voilà un axiome désormais incontestable : la viande, malgré son bel aspect extérieur, recèle l'élément contagieux d'une maladie redoutable et la chaleur *culinaire* ne parvient même pas à le détruire. En présence de ces nouvelles connaissances qui découlent des recherches expérimentales les plus positives, il est du devoir du législateur, qui a charge de l'hygiène publique, de prendre des mesures d'une sévérité excessive afin de protéger l'espèce humaine contre des chances d'infection qu'on pourrait dire journalières, puisqu'il se trouve *deux* animaux, en moyenne, atteints de tuberculose *grave* par chaque centaine de bœufs abattus pour la consommation publique.

III. — CONTAGION

La démonstration de la virulence de l'organisme, c'est-à-dire la preuve par la méthode expérimentale que ses différentes parties recèlent des éléments vivants susceptibles de reproduire la maladie, nous amène naturellement à étudier la contagion proprement dite de la tuberculose.

Pour mettre un peu d'ordre dans ce sujet complexe, nous examinerons sous les cinq chefs suivants la contagion de cette affection parasitaire :

1° Contagion d'homme à homme ;
2° Contagion de l'homme aux animaux ;
3° Contagion des animaux à l'homme ;
4° Contagion des animaux entre eux ;
5° Hérédité.

Avant d'étudier séparément chacune de ces divisions, rappelons que la tuberculose est une affection parasitaire due à la pullulation innombrable du bacille de Koch et que ces bacilles ne peuvent exister et se multiplier qu'à une température continue de 30° à 40°. Ces bacilles sont donc de véritables parasites incapables de vivre en dehors de l'organisme, d'où cette conclusion que tout phtisique a été contagionné par l'homme ou les animaux. Admettre la phtisie spontanée serait en effet admettre la génération spontanée de son parasite, or cette genèse du bacille de Koch n'est pas plus admissible que la génération spontanée de l'acare de la gale par exemple.

1° CONTAGION D'HOMME A HOMME

Que savait-on en médecine sur la contagion de la phtisie au moment des premiers travaux de M. Villemin ? Voici, résumée en quelques mots par un professeur de la faculté de Paris, la réponse à cette question : « Aujourd'hui, dit Requin, que la doctrine de la contagion n'a peut-être plus parmi nous, ni en Angleterre, ni en Allemagne, ni dans tout le nord de l'Europe, personne pour y croire et pour en avoir peur, ni peut-être dans le monde médical tout entier, pas une voix véritablement savante pour la proclamer et l'enseigner, nous n'avons que faire, nous qui vivons et écrivons dans l'atmosphère de la médecine française, d'attaquer et de combattre en règle un fantôme chimérique, un vain épouvantail. »

Cette citation montre quelle était l'opinion médicale au moment de l'apparition des travaux de M. Villemin. Toutefois, depuis de longs siècles et malgré tout, l'Italie, l'Espagne, et presque toute l'Europe méridionale étaient restées fidèles à la croyance en la contagion. En Italie, quand une personne pauvre meurt de phtisie ses vêtements sont détruits, les lieux qu'elle a habités sont désinfectés, sa literie est brûlée, la famille quitte même presque toujours l'appartement et va se loger ailleurs. Non seulement il était dans les mœurs de regarder le phtisique comme un pestiféré, mais cette frayeur se traduisait par des lois, lois aussi rigoureuses que le danger auquel on croyait échapper. « Nous avons sous les yeux, dit Bouchard, un édit royal basé sur une consultation de la faculté de médecine de Naples. Dans ce rapport, où parmi les signatures on trouve celles de Cotugno et de Cirillo, sont indiqués tous les moyens de prophylaxie capables de déraciner le fléau ; il ne s'agit pas de l'amélioration des conditions de l'existence ; il suffit de séquestrer les phtisiques dès que la maladie est reconnue ; de transporter dans un lieu éloigné leurs lits et leurs meubles et de leur faire subir des fumigations ; de laver les objets de métal avec de l'eau de mer ou avec du vinaigre ou avec de l'eau-de-vie ; de laver les livres avec du jus de citron ; de laver les murs à l'eau de mer, etc. Et pour que toutes ces précautions soient bien exécutées, ceux qui s'en dispenseront seront condamnés à trois ans de galère, s'ils sont *ignobili;* à trois ans de château-fort, et à trois cents ducats d'amende, s'ils sont nobles. Les médecins qui ne dénonceront pas leurs malades phtisiques seront, pour la première fois, condamnés à trois cents ducats d'amende, et, pour la seconde, bannis pour dix ans. Ceux qui faciliteront l'évasion d'un phtisique feront six mois de prison. Les ecclésiastiques, tant réguliers que séculiers, qui ne prêteront pas la main à ces mesures, seront condamnés à un bannissement de dix ans. Voilà ce qui fut publié à son de trompe par les rues et carrefours de la ville de Naples, le 20 septembre 1782, sous le règne de Ferdinand. »

Mais ce n'est pas seulement le peuple qui admettait les propriétés contagieuses de la phtisie ; un certain nombre de médecins ont également toujours cru à la contagion. Ainsi Morgagni raconte que dans sa jeunesse il avait toujours évité d'ouvrir les cadavres tuberculeux, et que dans sa vieillesse même il fuyait ces corps de peur de contracter la maladie. Ce n'est cependant que par les travaux de Villemin sur l'inoculabilité des produits tuberculeux que l'attention fut vivement ramenée sur la doctrine de la contagion et qu'en France, tout au moins, cette doctrine rallia de nombreux partisans et conquit définitivement sa place.

En Angleterre, où une grande enquête a eu lieu, auprès des médecins, pour demander leur avis sur la contagion de la phtisie 261 rapports ont été affirmatifs et les cas de transmission se sont répartis de la façon suivante :

Entre époux	de mari à femme. . . .	119	191
	de femme à mari	72	
Entre sœurs et frères, frères et sœurs.			32
Entre beaux-frères, cousins, oncles et neveux . .			18
Entre étrangers commensaux			20
			261

Dans tous ces cas, la promiscuité était complète, dit le docteur Vallin auquel nous empruntons ces détails : « c'est un jeune homme qui partageait la chambre et le lit d'un ami phtisique ; un apprenti qui couchait avec son maître phtisique ; un enfant jusque-là très vigoureux, sans antécédents héréditaires, soigné nuit et jour dans une chambre chauffée et bien close, par une bonne atteinte de phtisie pulmonaire et laryngée, et qui fut pris de phtisie galopante, etc., etc. »

Parmi les centaines d'observations de contagion que renferme l'enquête anglaise, nous en reproduirons une seule, et pour qu'on ne puisse invoquer l'hérédité, nous la choisissons parmi celles dans lesquelles il n'existe aucun degré de parenté entre le sujet infectant et les infectés.

N° 255, p. 82. « Miss R..., âgée de quarante-huit ans, couturière, vivant dans un cottage isolé à C..., dans le Bedfortshire, avait pour apprenties trois jeunes filles de dix-sept à dix-neuf ans, sans lien de parenté entre elles, de trois villages distincts du voisinage, qui avaient l'habitude de rester tour à tour une semaine chez la patronne et de coucher avec elle dans son lit. Pendant cet apprentissage, la couturière devint phtisique et succomba aux progrès de la maladie. En moins de deux ans, les trois apprenties moururent de phtisie, bien qu'on ne pût trouver la moindre trace de semblable maladie dans chacune des trois familles, et que les parents, les frères, les sœurs de deux de celles-ci soient encore aujourd'hui vivants et en bonne santé. » (Docteur Sprigge, de Great-Barford).

Des enquêtes analogues se poursuivent actuellement en Allemagne et en France; les résultats n'en sont pas encore connus, mais ce qui en ressortira, disait naguère M. Hérard dans son rapport à l'Académie de médecine, « c'est la démonstration de la contagiosité de la tuberculose, non pas seulement cette contagiosité immédiate et directe, qui se manifeste à la suite d'une cohabitation intime et prolongée, mais cette contagion médiate et indirecte qui nous paraît s'exercer le plus souvent (la fréquence de la phtisie en est la preuve) par les produits de l'expectoration desséchés sur le sol, les vêtements, la literie, conservant longtemps leur virulence et devenant aptes à déterminer la maladie, quand ils pénètrent sous forme de poussière dans les voies respiratoires, surtout si l'épithélium de la muqueuse n'est pas intact. »

Du reste il existe déjà en France un nombre considérable de faits péremptoires qui témoignent de la contagion de la phtisie. MM. Villemin, Bergeret (d'Arbois), Vialettes, de Musgrave-Clay, Landouzy, Debove, Alisson, etc. en ont cité des exemples saisissants, que nous n'avons pas besoin de reproduire ici, mais qui établissent également d'une façon indéniable la contagion d'homme à homme.

Pourquoi la contagion d'une maladie si fréquente n'a-t-elle pas été plus tôt reconnue? D'abord à cause de la lenteur de son développement, lenteur qui rejetait bien loin dans le passé le moment où l'infection avait eu lieu, puis ensuite en raison de la multitude de causes banales qu'on accusait de sa production, car toujours il s'en trouvait quelques-unes qu'on semblait pouvoir invoquer à juste titre pour expliquer son développement, à quoi bon chercher bien loin ce qu'on paraissait avoir sous la main?

2° CONTAGION DE L'HOMME AUX ANIMAUX

Dans la seconde partie de cette étude, intitulée Virulence de l'organisme, nous nous sommes efforcé de faire pénétrer dans les esprits qu'aujourd'hui on avait définitivement acquis la certitude que la tuberculose pouvait se transmettre, et se transmettait fréquemment, des animaux à l'homme, par divers moyens, notamment par l'usage de la viande et du lait des animaux tuberculeux. Mais ce qui rend cette démonstration encore plus saisissante, c'est qu'il est facile d'établir par des faits cliniques péremptoires que, de son côté, l'homme phtisique peut infecter les animaux, c'est-à-dire rendre à ceux-ci la maladie qu'il en avait reçue. C'est la contre-partie, le corollaire de la contagion des animaux à l'homme.

Dès 1880, le docteur Cullimore a cité un cas de phtisie aiguë sur un chien par contagion directe. Une de ses clientes, atteinte depuis longtemps de tuberculose, expectorait une grande quantité de matières muco-purulentes. Ces matières étaient souvent avalées par un chien qui tomba dans le marasme et fut sacrifié. L'autopsie démontra que ce chien était tuberculeux.

Depuis, M. Nocard a cité, à la Société centrale de médecine vétérinaire, un autre fait analogue où la contagion s'est faite également de l'homme au chien. Ici le diagnostic a été rendu absolument certain par la constatation du bacille de Koch.

Non seulement le chien, mais aussi les oiseaux de basse-cour sont assez fréquemment infectés par l'intermédiaire de l'homme. Le professeur Johne, de Dresde, et Bollinger, en ont observé plusieurs exemples. En France, le premier fait de transmission de la tuberculose de l'homme aux oiseaux d'une basse-cour a été publié par M. le professeur Nocard, d'Alfort. Depuis, deux autres cas ont été observés par MM. Mollereau et F. Chelchovski, mais le fait de M. Nocard est si topique que nous allons le reproduire textuellement :

Un fermier voisin de l'École d'Alfort possédait une basse-cour superbe qui jusque-là ne lui avait donné que des sujets de satisfaction. Depuis deux ou trois mois cependant, il avait perdu successivement une dizaine de poules, jeunes ou vieilles, qui toutes étaient mortes dans un état de maigreur extrême. M. Nocard put faire l'autopsie des dernières victimes, et chez toutes il rencontra des lésions formidables de tuberculose abdominale et des quantités prodigieuses de bacille de Koch.

Comment la maladie s'était-elle développée dans cette basse-cour ?

Voici ce que l'enquête permit d'établir à cet égard :

« Parmi les ouvriers de la ferme, il en était un qui, depuis longtemps, présentait des signes manifestes de tuberculose : voix, toux, crachats, hémoptysie, sueurs nocturnes, présence du bacille caractéristique dans les produits de l'expectoration. Peu à peu ce malheureux était devenu incapable de faire son travail ordinaire, et, pour ne pas le priver de tout moyen de gagner sa vie, le fermier lui avait confié les soins à donner à la basse-cour ; il y a cinq à six mois qu'il remplit cette fonction peu fatigante ; il y a trois mois qu'a succombé la première poule tuberculeuse. Le procédé de contagion est bien simple. Vous savez combien les poules sont voraces ; dès qu'on jette ou qu'on laisse tomber quelque chose, elles se précipitent pour le déglutir ; il suffit de cracher sur le sol pour les voir se disputer le maigre régal. Ce pauvre malade, qui crachait beaucoup, racontait lui-même en riant que ses volailles paraissaient très friandes de ce supplément de ration. Il n'y a pas à chercher ailleurs la voie qu'a suivie le contage pour envahir les animaux de cette basse-cour. »

Ainsi les faits de Johne, Bollinger, Nocard, Mollereau, Chelchovski établissent, sans contradiction possible, que la phtisie de l'homme peut facilement se transmettre aux animaux.

3° CONTAGION DES ANIMAUX A L'HOMME

En étudiant, plus haut, la virulence de l'organisme, nous avons vu que les viandes et le lait provenant d'animaux atteints de tuberculose recélaient souvent les germes de la contagion et démontré que l'ingestion de ces produits pouvait rendre tuberculeux un grand nombre d'animaux d'espèces très différentes : vaches, lapins, chiens, cobayes, porcs, etc. Ce sont ces faits expérimentaux qui permettent d'affirmer que l'homme est susceptible de contracter la phtisie par l'usage des viandes ou du lait provenant d'animaux atteints de cette maladie. Mais à côté d'eux il y a de plus, en médecine humaine, des observations directes qui démontrent également la contagion des animaux à l'homme. Les exemples de l'infection à l'homme par le lait des vaches phtisiques ne sont même pas absolument rares. Dans un rapport tout récent adressé au Préfet de police de la Seine, au nom du Conseil d'hygiène publique et de salubrité, le docteur Olivier cite ceux qui ont été observés par Klenke, Zippelius, Demme, Hergard, Ebstein, Uffelmann et Felizet. Voici un autre fait démonstratif dont nous empruntons le résumé au rapport de M. Lydtin :

« Un garçon, âgé de cinq ans, d'une forte constitution apparente, descendant de parents sains et bien constitués, dont les familles du côté paternel comme du côté maternel, étaient exemptes de toute maladie héréditaire, fut atteint de la scrofule et mourut quatre semaines plus tard des suites d'une tuberculose miliaire des poumons et d'une *hypertrophie énorme* des glandes mésentériques. En pratiquant l'autopsie de ce jeune garçon, on apprit par hasard que peu de temps auparavant les parents avaient dû faire abattre une vache qui, d'après les déclarations du médecin vétérinaire, était atteinte de phtisie pommelière. Cette vache était bonne laitière et pendant longtemps le garçon avait bu, immédiatement après la mulsion, le lait qu'elle donnait. »

Le docteur Johne a cité aussi un fait du même genre. Un enfant, nourri avec le lait d'une vache affectée d'une phtisie à marche rapide, commença par maigrir, puis mourut à deux ans et demi d'une tuberculose miliaire du cerveau (méningite tuberculeuse). Les autres enfants, qui n'avaient point bu du lait infecté, sont restés bien portants.

L'étude expérimentale de la tuberculose d'une part, et la clinique humaine d'autre part, fournissent donc toutes les deux des preuves qui établissent sans conteste que la phtisie des animaux est transmissible à l'homme.

4° CONTAGION DES ANIMAUX ENTRE EUX.

Jusqu'au moment des travaux de M. Villemin, tous les auteurs vétérinaires ont nié cette contagion, mais dès 1869, Cruzel, dans son ouvrage sur les maladies de l'espèce bovine, probablement enhardi par les travaux du savant professeur du Val-de-Grâce, affirma que la phtisie des animaux se transmettait souvent par cohabitation. Cruzel, qui basait son opinion sur des observations nombreuses, accusait l'air expiré d'être l'agent infectieux; c'est que souvent, en effet, l'air expiré est d'une fétidité remarquable quand les poumons sont le siège de tubercules ramollis et ulcérés.

Depuis 1869, il a été publié dans différents journaux vétérinaires un assez grand nombre d'observations qui établissent d'une manière incontestable, la contagion d'animaux à animaux. Nous nous contenterons d'en résumer quelques-unes, choisies parmi les plus démonstratives.

M. Viseur, d'Arras, eut l'occasion de visiter avec un de ses confrères une étable spacieuse, bien aérée, peuplée d'animaux soumis aux meilleures conditions d'hygiène et dont *douze* vaches ou génisses étaient successivement devenues phtisiques. De plus, sur quatre jeunes bêtes très saines achetées dans des étables voisines, *deux* avaient contracté la phtisie. Au moment même de la visite de M. Viseur, il existait encore dans l'étable une vache âgée de 5 à 6 ans, bien conformée, de poitrine ample, toussant et maigrissant. L'hypertrophie et l'induration des glandes parotides, des ganglions lymphatiques sous-maxillaires et cervicaux, firent diagnostiquer la phtisie, diagnostic que confirma du reste l'autopsie.

M. Grad, de Wasselonne, a communiqué également au Recueil de médecine vétérinaire une autre observation absolument concluante.

Un grand cultivateur de Leinheim (Alsace) perdait chaque année, depuis cinq ans, une tête de bétail par la phtisie, et chose curieuse, c'était toujours dans la *même stalle* que le fait se produisait. Une cinquième victime ayant tous les signes de la tuberculose, fut visitée par M. Grad toujours dans cette stalle maudite. Afin de s'assurer s'il y avait bien là un fait de contagion, M. Grad choisit dans le troupeau une génisse pleine, âgée de trois ans, née à la ferme, paraissant en parfaite santé, et dont la filiation ascendante n'avait jamais compté de tuberculeux. Cette jeune bête, placée dans la stalle suspecte, se porta bien jusqu'après le vêlage ; à cette époque, la toux la prit et la tuberculose évolua peu à peu. Bref, au bout d'un an cette génisse fut livrée à la boucherie.

Convaincu par cette expérience, — car c'était la sixième tête de bétail devenant phtisique dans la même stalle, — M. Grad fit enlever toute la boiserie, désinfecter à fond, et de plus il laissa la place inoccupée pendant quelque temps.

Depuis cette époque, la stalle a été reconstruite, habitée par plusieurs animaux, mais la phtisie n'y a plus fait de victimes.

On voit que ce fait a la valeur d'une démonstration : l'observation clinique conduit M. Grad à soupçonner la possibilité de la contagion, une expérience la lui prouve, enfin une contre-épreuve établit d'une manière évidente la contagion, puisque la stalle, une fois désinfectée, redevient habitable. Rien ne manque à cette démonstration.

Enfin M. Lydtin, dans le rapport au Congrès vétérinaire de

Bruxelles, a également rapporté plusieurs observations de contagion. En voici une où les choses, dit M. Bouley, se sont passées comme si on les avait *ordonnées* expérimentalement :

« Sur le territoire de Tannenkirch se trouve une exploitation agricole dite Kaltherberg, louée depuis trois ans par un fermier nommé Gugelmaier, qui tient en moyenne dix à douze vaches, quelques génisses et un taureau. Tous ces animaux sont logés dans une même étable et appartiennent en partie à la race de Schwytz et en partie à celle de Simmenthal.

Ce fermier acheta, il y a quatre ans, à Fribourg où il vendait son lait, une vache grise qui commença à tousser et à maigrir ; on l'abattit et l'on constata qu'elle était affectée au plus haut degré de la phtisie tuberculeuse, pleurale et pulmonaire. Depuis l'acquisition de cette vache, Gugelmaier perdit dix autres bêtes bovines, toutes atteintes de la même maladie.

Voici comment ces pertes se sont succédé dans cette étable :

1880. En juin, la première ; septembre, la deuxième ; décembre, la troisième ;

1881. Septembre, la quatrième ;

1882. Mars, la cinquième ; juin, la sixième ; juillet, la septième ; août, la huitième ; septembre, la neuvième ;

1883. Juin, la dixième.

Chez une autre bête, une génisse grasse qui fut vendue à un boucher, l'autopsie fit reconnaître des tubercules en petite quantité.

La maladie débuta, chez toutes ces bêtes, par une toux légère qui ne se prolongea pas au delà de trois mois. Les vaches pleines commencèrent à tousser vers le milieu de leur gestation. Après la mise bas, la maladie s'aggrava en général rapidement.

Ajoutons comme fait digne d'intérêt, que ce fermier a perdu, il y a un an, une fille adolescente des suites de la tuberculose et que la mère de celle-ci, asthmatique depuis longtemps, est, d'après les dernières nouvelles reçues, également tuberculeuse. »

Nous bornons là les exemples de contagion, mais heureusement dans la pratique, ceux qu'on rencontre avec la gravité ci-dessus sont très rares. Le plus souvent un animal est atteint, puis après un temps très long, un second tombe malade et la contagion s'arrête. C'est même cette lenteur du développement de la tuberculose chez l'homme et les animaux qui explique pourquoi la contagion a échappé si longtemps à l'attention des médecins et des vétérinaires.

5° HÉRÉDITÉ.

La tuberculose est héréditaire. Les auteurs, sans exception, d'accord avec la tradition la plus lointaine et l'expérience de chaque jour, placent l'hérédité au premier rang parmi les causes de la phtisie. On sait que l'hérédité est plus puissante du côté de la mère que du côté du père, et qu'elle est à peu près constante lorsque les deux géniteurs sont affectés.

Qu'est-ce que l'hérédité? Pour nous, l'hérédité de la phtisie n'est qu'une manière d'être, un mode particulier de la contagion et c'est ce qui explique pourquoi nous terminons ce chapitre de la contagion par l'étude de l'hérédité.

Comment s'effectue en effet la transmission héréditaire? La théorie classique enseigne que ce qui est héréditaire ce n'est pas la maladie en soi, mais la disposition à la contracter. D'après cette doctrine courante, les générateurs phtisiques transmettraient aux engendrés la tuberculose en expectative, en possibilité, mais non en nature; ce ne serait point la maladie elle-même, mais des droits et des aptitudes à la contracter que les produits apporteraient en naissant : ils n'hériteraient en somme que d'une prédisposition à la phtisie. C'est cette théorie que M. Peter a résumée dans la phrase aphoristique : « On ne naît point tuberculeux, mais tuberculisable. »

Une remarque bien simple dont on aurait dû s'aviser depuis longtemps, montre que cette doctrine est fausse, car elle ne comprend qu'une partie des faits. On sait, en effet, aussi bien en médecine humaine qu'en médecine comparée, que les fœtus et les nouveau-nés sont souvent porteurs de lésions tuberculeuses parfaitement caractérisées. Richter, Valleix, Fleury, Clark, Chaussier, Husson, etc., parmi les médecins, ont cité différents exemples de lésions tuberculeuses chez les fœtus de l'homme. En vétérinaire, M. Chauveau « a eu plusieurs fois l'occasion de constater à l'ouverture des vaches mortes phtisiques, alors qu'elles étaient encore pleines, l'existence de lésions tuberculeuses chez leurs fœtus. Les lésions, peu abondantes, étaient surtout localisées dans les poumons. D'autre part, le même observateur a rencontré chez de jeunes veaux issus d'une souche tuberculeuse, des altérations analogues. » (Hanot.) Mêmes remarques ont été faites en Allemagne, par Konig, Stirnimann, Adam, Fischer et Muller.

Toutes ces observations sont concluantes, elles prouvent à la dernière évidence que ce que la mère transmet à son fœtus, c'est la tuberculose *en nature;* autrement dit que dans le cas d'hérédité maternelle quelque chose de tangible, de matériel traverse le placenta avec le sang de la mère pour aller infecter directement l'embryon, et que dans l'hérédité paternelle le germe tuberculeux est apporté à l'ovule avec le sperme. On voit que pour nous nous n'admettons comme hérédité que le cas de contagion directe des parents à leurs embryons ; l'hérédité n'est plus ainsi, nous l'avons déjà dit, qu'une manière d'être, un mode particulier de la contagion. En médecine humaine, on avait singulièrement exagéré l'importance de l'hérédité comme cause de la tuberculose parce qu'on ignorait les propriétés contagieuses de la maladie. Avec le Dr Debove, nous croyons que chez l'homme l'hérédité a en effet été souvent confondue « avec la contagion qui résulte de la cohabitation familiale. »

Hérédité par le père. — MM. Landouzy et Martin ont établi par l'expérimentation l'hérédité paternelle que l'observation des cas cliniques avait du reste fait accepter depuis longtemps par un grand nombre d'auteurs. Dans trois séries d'expériences ils ont puisé, avec des précautions infinies, du sperme dans les vésicules séminales sur un cobaye atteint de tuberculose généralisée. L'inoculation de ce sperme dans le péritoine de cobayes les a *tous* rendus tuberculeux. On a ainsi la preuve de la *qualité tuberculisante* du sperme auquel se trouvait associé par conséquent le bacille de Koch.

A côté de cette démonstration expérimentale, citons également une observation clinique remarquable, empruntée à Lydtin, qui prouve aussi la transmission de la phtisie du père aux descendants :

Un fermier éleveur qui, depuis douze ans, n'avait observé aucun cas de tuberculose dans son bétail, acheta un taureau dans le Simmenthal et s'en servit pour la saillie de dix de ses vaches. Le taureau fut reconnu atteint da la phtisie pommelière et abattu de ce chef; tous les veaux des dix vaches fécondées par ce reproducteur, et qu'on a pu suivre assez longtemps, ont été abattus pour cause de cette maladie. Les premiers symptômes se déclarèrent, chez la plupart, au moment où ils passèrent à l'âge adulte. (Zippelius Wochenscrift d'Adam, 1876.)

Hérédité par la mère. — L'hérédité par la mère, grâce à de nombreux faits d'observation, a été reconnue depuis longtemps, mais de plus, dans ces dernières années, des expériences assez nombreuses sont venues témoigner que l'hérédité maternelle s'effectuait en nature.

Sur un grand nombre de cobayes pleines, le professeur russe Koubassoff, en effet, a injecté sous la peau du ventre quelques gouttes de pus tuberculeux, et dans les fœtus quelquefois rejetés par avortement, d'autres fois venus à terme, il a constamment rencontré « des *bacilles* placés séparément et qui se trouvaient surtout dans les glandes lymphatiques des cavités abdominales et pectorales. » Les résultats identiques que le même expérimentateur a obtenus avec le bacille du rouget et le vibrion septique, l'ont amené à conclure qu'il existe dans le placenta des communications directes entre les vaisseaux de la mère et ceux du fœtus. Cette idée nouvelle, contraire à tout ce qui a été admis jusqu'ici, paraît très probable quand on se rappelle qu'il est absolument prouvé que la *bactéridie* du charbon se retrouve dans le sang des fœtus lorsqu'on a inoculé ces microbes à des femelles pleines.

L'hérédité maternelle a encore été démontrée expérimentalement par MM. Landouzy et Martin. Après avoir prélevé un fragment de poumon sur un fœtus né d'une mère phtisique, fœtus exempt de tout tubercule, ils ont inoculé ce fragment de poumon et ont déterminé ainsi une tuberculose que, par des inoculations successives, ils ont sériée jusqu'au quatrième terme.

De plus, avec du sang pris dans le cœur d'un fœtus provenant d'une mère tuberculeuse, ils ont obtenu, par inoculation, une tuberculose généralisée.

Ces expériences nous paraissent concluantes et elles permettent d'affirmer que le fœtus, pendant la vie intra-utérine, est infecté par des germes tuberculeux apportés avec le sang.

Nous allons voir, il est vrai, que ces germes de la tuberculose restent longtemps à l'état d'incubation dans les fœtus et dans les nouveau-nés. Pourquoi ? Peut-être, comme le supposait M. Bouley, parce que le milieu organique ne constitue pas alors un terrain favorable à la pullulation du bacille.

Quoi qu'il en soit, il est certain que le parasite tuberculeux peut séjourner quelquefois très longtemps dans les organes sans y déterminer les lésions caractéristiques. Ainsi Lydtin, dans l'important mémoire qu'il avait rédigé pour le Congrès international de Bruxelles, nous apprend que sur 160,000 veaux soumis annuellement, en moyenne, à l'examen de l'inspecteur sanitaire de l'abattoir de Munich, *un seul* présente les lésions de la tuberculose. Lydtin explique du reste cette rareté en disant que la plupart des fœtus infectés sont rejetés par avortement avant leur complet développement, ou bien qu'ils meurent presque immédiatement après la naissance. Son mémoire renferme cependant un certain nombre de faits cliniques qui prouvent que les lésions tuberculeuses peuvent se développer soit sur les fœtus, soit sur les nouveau-nés.

Voici, du reste, des observations que nous empruntons à Lydtin.

Konig, vétérinaire d'arrondissement, a signalé plusieurs fois la présence de tumeurs de nature tuberculeuse sur l'estomac et l'épiploon de veaux âgés de six à huit jours.

Mêmes observations ont été faites par le médecin vétérinaire Stirnimann.

M. Adam, d'Augsbourg, a constaté des lésions pommelières sur un veau mort peu d'heures après sa naissance et issu d'une mère affectée de phtisie.

Semmer également a relaté cinq cas de tuberculose pulmonaire qu'il a rencontrés sur des fœtus ou des embryons de bêtes bovines. Le premier de ces sujets était un embryon âgé de trois mois, rejeté par avortement d'une vache tuberculeuse, et dont le poumon présentait plusieurs nodules de petit volume. Dans les deux derniers cas, il s'agissait de veaux nouveau-nés provenant de vaches phtisiques. Les poumons de ces veaux étaient parsemés de nombreux nodules, plus ou moins gros, dont les uns étaient en voie de formation, tandis que les autres se trouvaient déjà caséifiés ou calcifiés.

Enfin, dans la dix-huitième assemblée générale de l'association des médecins vétérinaires du grand-duché de Bade, siégeant à Fribourg, en 1882, Fischer, de Wolfach, a mentionné le fait d'une génisse, d'un taureau, et d'un veau de seize jours, qui appartenaient à une étable de Birkendorf, où ils étaient nés d'une vache tuberculeuse. Ces trois produits étaient atteints de la maladie de leur mère, et Fischer a montré aux membres présents les poumons du veau dans lesquels existait un amas de granulations miliaires grises et jaunes. De même, Muller, de l'école vétérinaire de Vienne, a donné la relation de l'autopsie d'un veau né de mère tuberculeuse. Sur ce veau, nourri pendant deux mois à l'École avec du lait sain et abattu ensuite, on trouva les lésions suivantes : sur la plèvre costale, plusieurs nodules du volume d'un grain de millet à celui d'un grain de chènevis; nodosités semblables sur la plèvre pulmonaire; glandes bronchiques tuméfiées et consistantes; enfin engorgement des glandes mésentériques et présence dans leur trame de masses caséiformes d'un blanc jaunâtre. Muller avait judicieusement conclu de ce fait que non seulement la tuberculose peut se transmettre de la mère à son produit, mais encore qu'au moment de la naissance, celui-ci, au lieu de ne présenter qu'une simple prédisposition, pourrait naître avec les lésions matérielles de la tuberculose.

En définitive, il paraît établi et par les faits expérimentaux et par les faits cliniques :

1° Que la tuberculose est héréditaire en nature aussi bien chez l'homme que chez nos animaux domestiques;

2° Que les deux géniteurs sont aptes à la transmettre à leurs descendants, mais avec une prédominance bien marquée du côté de la mère, ce qui s'explique, puisque l'infection du fœtus peut avoir lieu pendant toute la durée de la gestation, tandis que du côté du père elle ne peut se produire qu'au moment où le sperme infecté va féconder l'ovule;

3° Et enfin, que le plus souvent « ce n'est point pendant les premières années de la vie des jeunes que se développe la tuberculose dont ils peuvent avoir reçu le germe de leurs ascendants. » (H. Bouley).

IV. — DES VOIES DE L'INFECTION TUBERCULEUSE

Quelles que soient les voies par lesquelles le microbe tuberculeux pénètre dans l'organisme, une fois introduit il ne tarde pas à entrer dans le courant circulatoire. Tel est l'axiome qui domine toute la pathogénie de la tuberculose. Cette infection du liquide sanguin a été démontrée en France, nous l'avons vu plus haut, par l'inoculation directe du sang dans le tissu cellulaire sous-cutané et en Allemagne par son injection dans la chambre antérieure de l'œil. Depuis la publication de la première partie de ce travail un nouveau fait confirmatif de la virulence du sang a été rappelé par le Dr Ollivier dans son remarquable rapport : « En 1873, dit-il, M. H. Liouville était parvenu à développer une tuberculose généralisée chez un cobaye, en lui injectant dix gouttes de sang provenant d'un enfant tuberculeux. » Du reste nous allons voir qu'on trouve également des preuves convaincantes de l'infection du liquide sanguin, — preuves qui viennent à l'appui de toutes celles citées précédemment, — lorsqu'on étudie la genèse des lésions tuberculeuses.

Ainsi d'après Hippolyte Martin qui a eu le très grand mérite de différencier les pseudo-tuberculoses de la tuberculose proprement dite, « le tubercule *naît constamment aux dépens des vaisseaux artériels, veineux ou lymphatiques.* » Dans le poumon où le tubercule paraît prendre naissance souvent sur une bronche, il est là encore « le résultat de l'*inflammation des vaisseaux* de la paroi bronchique. » De même dans ses intéressantes leçons, Debove dit : « Vous savez que les tubercules se développent souvent sur le trajet des vaisseaux ; cela est facile à constater, même à l'œil nu, sur le péritoine et sur les méninges. Le vaisseau, au niveau de la lésion, est oblitéré par de la fibrine, et autour de lui on voit les différentes zônes qui constituent la granulation. »

Ces lésions vasculaires, qui prouvent bien l'infection du sang, avaient déjà été signalées par Charcot et Grancher ; tout récemment Cornil est venu appuyer de sa haute autorité cette genèse des lésions tuberculeuses. Mais c'est surtout Cohnheim, le professeur de l'Université de Leipzig, qui a montré combien ces lésions vasculaires rendent facilement compte de la généralisation parfois si brusque de l'infection tuberculeuse.

Il pose d'abord en principe qu'un produit tuberculeux prend naissance partout où le virus tuberculeux pénètre et séjourne un certain temps, c'est-à-dire partout où il trouve l'occasion de s'insinuer et de se fixer. Aussi, ajoute-t-il, est-ce la porte par où entre le virus qui joue le rôle le plus important dans la localisation du premier siège de la maladie; mais, quand une fois le virus a pénétré dans le corps, sa propagation est réglée par les dispositions locales, par les voies naturelles de l'organisme, en sorte que, d'un côté, sa marche pourra être très variable, tandis que, d'un autre, son entraînement éventuel *dans le torrent circulatoire* rendra possible l'investissement par le tubercule de tel ou tel organe éloigné de la lésion primitive.

Il y revient encore dans un autre endroit quand il dit qu'un fait qui explique bien la propagation de la tuberculose dans l'organisme, c'est le *transport du virus dans le cercle du courant sanguin.* Le virus tuberculeux, ajoute-t-il, « qu'il ait été primitivement reçu par le poumon, par l'intestin ou par tout autre organe ou tissu, peut, tôt ou tard, pénétrer dans la circulation, et, par cette voie, se répandre partout : c'est là un fait qui n'a plus besoin d'être démontré. »

On a ainsi l'explication des cas si fréquents de *méningite tuberculeuse* chez les enfants surtout quand on se rappelle que la tuberculose se développe principalement dans les organes où le travail nutritif est le plus actif. Presque tous les cas de méningite sont en effet sous la dépendance de la diathèse tuberculeuse; ainsi Bouchut, sur 292 autopsies de méningites, en a trouvé 244 qui étaient tuberculeuses et seulement 28 sans granulations; encore sur ces 28 y en avait-il 21 chez des enfants atteints de tuberculose aiguë ou chronique plus ou moins généralisée. Les enfants frappés de méningite sont donc bien, comme le disait Guersant, des phtisiques qui meurent par le cerveau; la preuve du reste en a été souvent faite par l'inoculation de fragments de méninges tuberculeuses, inoculations qui donnent infailliblement naissance à une tuberculose typique.

C'est aussi par le transport des bacilles dans le sang que s'explique la *tuberculose primitive des os.* On ne comprend bien en effet les expériences de Max Schuller que par l'infection préalable du sang. Ces expériences, qui avaient pour objet d'élucider la pathogénie des arthrites tuberculeuses, furent faites, au nombre de cent cinquante, sur des lapins et des chiens. Schuller après avoir pratiqué la trachéotomie, injectait dans la trachée des sujets d'expérience plein une seringue Pravaz de liquide tuberculeux, puis le même jour il produisait un traumatisme expérimental, c'est-à-dire une violente contusion du genou. En procédant ainsi, il faisait infailliblement se développer des lésions tuberculeuses graves de l'articulation blessée. L'épanchement du sang devenait donc le point de départ d'une sorte d'inoculation profonde occasionnée par la substance infectieuse mélangée au sang. Il va sans dire que Schuller n'obtenait rien de pareil dans les cas de traumatisme simple, même plusieurs fois répétés.

Maintenant que nous venons de démontrer à nouveau, par une autre méthode, basée sur l'anatomie pathologique, la virulence du sang, que nous avions déjà assise sur des faits expérimentaux d'une solidité à toute épreuve, nous allons étudier les chances d'infection par les différents appareils, c'est-à-dire les voies de pénétration par lesquelles le virus tuberculeux s'introduit dans l'organisme. Par ordre d'importance, la contagion s'effectue en premier lieu par les voies digestives, puis par les appareils respiratoire, cutané, génital et vasculaire. Nous allons passer successivement en revue ces différentes voies d'introduction.

§ 1. — Appareil digestif

L'appareil digestif est une des grandes routes de la contagion, c'est une voie largement ouverte et incessamment parcourue par des agents dangereux. Le mérite d'avoir démontré « que la surface digestive est généralement la voie la plus active pour l'absorption naturelle des virus » revient surtout à l'éminent physiologiste, M. Chauveau, de l'école vétérinaire de Lyon.

C'était une croyance de l'ancienne médecine que les maladies contagieuses ne pouvaient pénétrer dans les organismes par les voies digestives attendu que le suc gastrique, pensait-on, s'opposait d'une façon absolue au développement des virus qui étaient anéantis et digérés dans l'estomac. Pourtant de nombreuses expériences étaient venues prouver depuis très longtemps, que pour un grand nombre de maladies contagieuses, le suc gastrique restait sans action sur les agents virulents et les laissait libres de passer dans l'intestin où, comme le dit H. Bouley, l'absorption s'en empare et les transporte dans le courant circulatoire. Ainsi, dès la fin du siècle dernier, le marquis de Courtivon et Vicq d'Azir avaient démontré par des faits expérimentaux inattaquables, la transmission du *typhus* par les voies digestives.

Mais il est une règle inviolable qu'on ne doit jamais transgresser dans les essais de contagion par le tube digestif, c'est celle de choisir pour *réactif* l'organisme animal que l'observation démontre le plus apte à se prêter à l'évolution naturelle de la maladie, autrement dit l'espèce sur laquelle la maladie s'observe communément à l'état spontané. Faute de s'y astreindre on commettrait une grosse erreur d'expérimentation et les résultats négatifs que l'on obtiendrait seraient insuffisants pour permettre d'affirmer la non virulence de la matière éprouvée. (H. Bouley.)

M. Renault, dès 1851, s'était inspiré de cette règle pour instituer ses remarquables expériences de contagion par les voies digestives de la *morve* et du *charbon*.

On sait que la morve est une affection naturelle pour le cheval, l'âne et le mulet, solipèdes chez lesquels elle se propage facilement. Chez d'autres animaux elle peut bien encore se développer, mais son évolution est lente, difficile et incomplète; ainsi la morve aiguë inoculée au chien, donne sûrement naissance à un processus morveux local parfaitement caractérisé, qui réinoculé à un animal solipède, lui communique une morve type. Ce fait a été parfaitement établi par M. Saint-Cyr. Mais si au lieu d'avoir recours à l'inoculation on emploie la voie la plus commune de l'infection naturelle, le tube digestif, alors les résultats diffèrent du tout au tout suivant les espèces animales. *Jamais* la morve ne se développe sur le chien, tandis qu'elle naît *presque infailliblement* sur le cheval. Renault rapporte en effet qu'il a pu alimenter un très grand nombre de chiens, de porcs, de poules avec des quantités considérables de matières virulentes provenant de chevaux atteints de morve aiguë sans qu'il en soit résulté le moindre inconvénient. Au contraire, sur *neuf* chevaux qui avalèrent de très petites quantités de virus, *six* devinrent morveux. Dans le même mémoire de 1851, présenté à l'Académie des Sciences, Renault déclare n'avoir jamais réussi à communiquer le *charbon* par l'ingestion des matières virulentes à des chiens, des porcs et des poules, tandis que sur *six* moutons ou chèvres, *cinq* ont contracté la fièvre charbonneuse. Depuis, MM. Pasteur, Toussaint, Koch qui ont de nouveau établi la réalité de la contagion du charbon par le tube alimentaire sont même d'avis que c'est presque la seule porte d'entrée de la *bactéridie*.

M. Chauveau, dans ses belles études sur la *vaccine*, a également établi « qu'elle peut se communiquer aussi sûrement par le tube digestif que par l'injection du virus dans les vaisseaux. »

Enfin Belliol et Roche-Lubin avaient aussi, il y a longtemps, démontré la contagion de la *clavelée* par les voies digestives et l'avaient même utilisée pour claveliser un troupeau. Il n'y a pas le moindre doute à conserver à cet égard puisque M. Chauveau qui a renouvelé les mêmes tentatives d'infection, dit « qu'il n'a jamais vu échouer aucune des expériences qu'il a faites pour opérer cette transmission. » Dix centigrammes d'humeur claveleuse, délayés dans un breuvage qu'on administre à petites gorgées, en deux fois, avant et après le repas, suffisent pour donner la maladie. Dans ce cas encore, ajoute-t-il, celle-ci a toutes les allures de la clavelée contractée par contagion spontanée : marche, symptômes, lésions, tout est identique. M. Chauveau a pu entre autres faits importants relatifs à ce dernier point constater que l'invasion de la maladie n'est point le résultat d'une sorte d'*inoculation* sur la muqueuse digestive ; en effet, il n'a pas trouvé à l'autopsie des animaux morts la plus petite lésion locale sur cette membrane, pas même dans la bouche qui, dans les cas de clavelée confluente, présente quelquefois des pustules. Il y avait donc eu aussi, dans ces cas, absorption et transport du virus claveleux, dans tout l'organisme, par le courant circulatoire.

Voilà donc démontré, pour plusieurs maladies contagieuses (typhus, morve, charbon, vaccine, clavelée), qu'elles se transmettent avec la plus grande facilité par les voies digestives et que le suc gastrique n'exerce aucune action destructive sur les éléments de leur virulence.

M. Chauveau, de l'École vétérinaire de Lyon, a eu le très grand mérite d'établir qu'il en est de même pour la tuberculose. Ayant choisi comme organisme *de touche* approprié à cette maladie l'espèce bovine, c'est-à-dire une espèce animale qui se prête admirablement à l'évolution naturelle de la phtisie, M. Chauveau expérimenta sur *quatorze* sujets auxquels il fit avaler de la matière virulente. Chez *tous*, sans exception, il obtint une infection tuberculeuse dont les lésions légères chez les uns se montrèrent chez les autres *véritablement épouvantables.*

Cette facilité de transmission par le tube alimentaire entraînait de telles conséquences pour l'hygiène publique, que M. Chauveau écrivait dès sa première étude de 1869 : « Si la tuberculose se prend ainsi par l'ingestion digestive, il est évident que sa contagion naturelle et spontanée ne saurait plus être exclusivement attribuée à l'infection du milieu aérien par l'air rejeté du poumon des sujets phtisiques, à la formation du marais atmosphérique de M. Villemin. Les animaux confinés dans la même étable ou dans le même pâturage, buvant aux mêmes sources, dans les mêmes réservoirs ou les mêmes vases, trouvent dans ces rapports l'occasion constamment répétée d'avaler les mucosités que leurs camarades rejettent par le nez. Or, si ces sécrétions proviennent de bêtes phtisiques, elles pourront devenir la cause d'une infection tuberculeuse. Et ceci est également vrai pour l'espèce humaine. Il serait superflu de démontrer comment l'intimité qui existe entre les membres d'une même famille, entre les époux surtout, les expose nécessairement à toutes les chances d'infections tuberculeuses par les voies digestives. J'aurai même plus tard à discuter si ce mode d'infection n'est pas incomparablement plus fréquent que la contagion par les voies respiratoires. Ce serait heureux, car alors il serait bien plus facile de se garantir contre les chances de contagion. »

Les expériences de M. Chauveau eurent un tel retentissement que des savants, de différents pays, se mirent aussitôt à l'œuvre pour les contrôler. Leur recherches donnèrent des résultats confirmatifs et il fut bientôt solidement établi que les *produits tuberculeux* introduits dans le tube digestif transmettaient la tuberculose avec une certitude effrayante. Mais comme l'homme ne se nourrit pas de produits tuberculeux, on fit remarquer avec raison qu'on avait tort de conclure de la virulence de ces produits à la virulence de la viande elle-même. C'est alors que furent entreprises les expériences d'ingestion avec la viande crue. Rappelons ici que dans des cas rares la viande à l'autopsie peut être semée de tubercules bien que l'animal de son vivant ait été reconnu bon pour la boucherie (Van Hersten), et que bien souvent on trouve, chez les animaux phtisiques, des glandes tuberculeuses qui sont situées dans les interstices musculaires où il est très difficile de les trouver (Dr Schütz).

Quant à la virulence de la viande crue elle-même elle est hors de toute contestation; nous avons rapporté en effet dans la première partie les expériences, sur la viande crue ingérée spontanément, de Bollinger, Toussaint, Gerlach, Dr Johne, qui démontrent qu'un grand nombre d'animaux, de différentes espèces, sont facilement infectés par le tube digestif. Enfin, nous le savons, on est encore allé plus loin. Les recherches de Vallin ont en effet établi que la température des rosbifs et des bifteacks n'atteint souvent que 48° C. et ne dépasse pas d'ordinaire 58°, tandis que les expériences de Toussaint, contrôlées par Hippolyte Martin et tout récemment par MM. Chauveau et Arloing, prouvent qu'il faut pour détruire sûrement la virulence une température d'environ 80°. On sait, de plus, que la tuberculose est compatible chez le bœuf avec un *état de graisse très avancé* et que justement cette viande est servie sur nos tables à moitié crue. Si on se rappelle d'autre part que l'homme paraît être le milieu le plus favorable à la pullulation du bacille on voit clairement quels dangers formidables résultent de tous ces faits dont la certitude est absolue.

Le lait est pour le moins aussi dangereux que la viande, parce que trop souvent on le donne aux enfants chaud, sortant du pis et qu'il n'est personne qui n'en boive sans avoir été bouilli. Nous avons suffisamment insisté ailleurs sur la démonstration de sa virulence pour n'y pas revenir. Mais les localisations tuberculeuses dans les mamelles, reconnues très fréquentes par Van Hertsen, Bang, Fleming, le danger qui existe certainement même si elles sont saines, les expériences démonstratives de la transmissibilité de la phtisie par le lait faites par Gerlach, Klebs, Bollinger, Virchow, Peuch, Martin montrent combien, pour l'homme, les chances d'infection sont grandes par ce liquide qu'il utilise journellement.

Les propriétés infectieuses de la viande et du lait font pressentir la fréquence considérable des cas de tuberculose de l'homme qui ont leur point de départ dans le canal digestif. Cohnheim range volontiers parmi ces derniers cas « ceux où l'on rencontre une tuberculose avancée de l'intestin, des ganglions mésentériques, et même du péritoine, alors que l'examen des poumons révèle une intégrité parfaite, ou une lésion tout à fait insignifiante; c'est là, dit-il, une localisation de la tuberculose qui, à la vérité, est exceptionnelle chez l'adulte, mais que l'on observe au contraire fréquemment chez les petits enfants où elle est connue et redoutée sous le nom de *phtisie mésentérique.* »

Puis après avoir expliqué qu'il attribue tous ces cas de phtisie à l'ingestion du lait infectieux, Cohnheim ajoute : « Mais peut-être le domaine de la tuberculose par alimentation est-il encore plus considérable. On doit tout au moins se demander si toutes les prétendues inflammations scrofuleuses des lèvres, de la cavité buccale et du pharynx, et si, en particulier, les gonflements caséeux des ganglions lymphatiques du cou, qui, comme l'on sait, ont donné son nom à la scrofule, n'ont pas pour origine une réception directe du virus tuberculeux mélangé avec des aliments, et surtout, sans doute, avec du lait infectieux. »

Vallin attribue également à l'alimentation les cas dans lesquels des lésions locales du tube digestif se rencontrent chez les enfants chétifs, mal nourris, soumis à l'alimentation artificielle et qui succombent si souvent au carreau, à la scrofule, à la tuberculisation abdominale. Chez ces enfants, dit-il, « les organes respiratoires sont souvent indemnes de tubercules, ils constituent une exception classique à la loi de Louis : la phtisie est chez eux presque exclusivement intestinale et mésentérique. »

Mais en réalité le domaine de la tuberculose qui vient de l'alimentation est bien plus vaste encore que ne l'admettent Vallin et Cohnheim ; car nous allons établir en effet que, même lorsqu'il n'existe pas de lésions locales dans le tube digestif, la phtisie peut cependant avoir été introduite dans l'organisme par les aliments.

Dans les remarquables expériences de M. Chauveau où il étudiait la contagion par les voies digestives, un des points les plus importants à retenir, notons-le en passant, c'est que toujours à côté des lésions locales du tube alimentaire on trouvait des lésions, souvent considérables, de l'appareil respiratoire.

Voici dans un cas qu'on peut prendre comme type quelles étaient les lésions de l'appareil aérien alors que l'infection de l'organisme avait eu lieu par le tube digestif. Nous laissons la parole à M. Chauveau : « Tous les ganglions des bronches et du médiastin, dit-il, sont pris et présentent un volume considérable.

« Quant aux poumons, ils sont parsemés de masses tuberculeuses à l'état cru, au nombre d'une quarantaine, dont le volume varie entre celui d'un pois et celui d'une grosse aveline. On y trouve aussi un certain nombre de granulations grises, semi-transparentes, tout à fait isolées, faisant saillie sous la plèvre.

« A l'origine de la trachée, ainsi que dans la partie sous-glottique du larynx, sur la face postérieure du tube aérien, un peu plus à gauche qu'à droite, des plaques granuleuses parsemées de petites ulcérations, dont quelques-unes sont un peu saignantes. Deux plaques semblables existent sur la face interne des cartilages arythénoïdes. »

Non seulement dans les cas où l'organisme a été infecté par le tube digestif, les lésions de l'appareil respiratoire peuvent, comme nous venons de le dire, se montrer aussi marquées que celles de l'appareil qui a été le point de départ de l'infection, mais il peut même arriver que dans l'infection par le tube digestif ce tube soit absolument sain et qu'à l'autopsie les lésions tuberculeuses se rencontrent exclusivement dans l'appareil respiratoire.

Dans les nombreuses expériences de M. Chauveau, deux veaux témoins étant en effet devenus tuberculeux par suite de la communauté des baquets qui étaient communs aux quatre animaux d'expérience, ces deux sujets présentèrent des lésions à peu près identiques *localisées exclusivement, chez tous les deux, dans l'appareil respiratoire.*

Ce sont là des faits remarquables sur lesquels on n'avait pas jusqu'ici suffisamment attiré l'attention et qui démontrent clairement que, parmi les voies de la contagion, le tube digestif joue le rôle prépondérant, contrairement aux idées acceptées par les médecins qui croient encore que l'appareil respiratoire est la voie principale de la contagion.

En résumé, le tube digestif constitue chez l'homme et les animaux, une voie de contagion admirablement disposée pour l'infection tuberculeuse et beaucoup plus importante que la voie pulmonaire.

§ 2. — Appareil respiratoire

Si, pour nous, l'infection tuberculeuse s'effectue principalement par le tube digestif, aussi bien chez l'homme que chez les animaux, nous devons avouer cependant qu'en médecine humaine tous les auteurs, sans exception, sont au contraire de l'avis de Cohnheim qui prétend que le cas de beaucoup le plus fréquent est celui où le virus tuberculeux pénètre dans l'organisme *avec l'air de la respiration*. Car, dit-il, c'est uniquement par ce motif, que l'on peut expliquer ce fait, que révèle l'expérience de tous les lieux et de tous les temps, qu'aucun organe n'est atteint par la tuberculose avec autant de fréquence et d'intensité que le poumon.

Cohnheim et tous ceux qui adoptent sa manière de voir, oublient qu'il ne suffit pas, pour démontrer le bien fondé de leur opinion, que les poumons soient presque toujours atteints les premiers et présentent les lésions les plus avancées. Nous savons, en effet, que certaines maladies aiment, comme le dit Debove, certains organes et nous avons établi au paragraphe précédent que dans les inoculations expérimentales par le tube digestif les lésions pulmonaires sont ordinairement prédominantes et que *quelquefois même elles existent seules.*

Nous ne nions point, cela va sans dire, la transmission de la tuberculose dans les voies respiratoires par l'intermédiaire de l'air, mais nous croyons qu'il faut en restreindre singulièrement l'importance et que jusqu'à présent on a beaucoup trop exagéré le rôle de la contagion qui s'effectue par l'appareil respiratoire. Outre les expériences directes faites par Günther et Harms et qui ont donné des résultats négatifs, d'autres faits dûs aux professeurs Sirena et Pernice ont établi également que le liquide obtenu par l'évaporation de l'expectoration tuberculeuse est constamment exempt de bacilles de Koch et par conséquent que les bacilles producteurs de la phtisie ne se rencontrent jamais dans l'atmosphère environnante. Quant aux expériences de Günther et Harms, voici comment ces expérimentateurs procédèrent : après avoir placé cinq lapins dans une cage ils suspendirent cette cage devant la tête d'une vache tuberculeuse de telle sorte que les lapins devaient forcément inspirer l'air expiré par l'animal phtisique. L'autopsie de ces cinq lapins ne fit cependant découvrir aucune lésion tuberculeuse.

De même MM. Charrin et Karth ont fait à diverses reprises expirer deux malades phtisiques sur des plaques de verre enduites de glycérine, et jamais, malgré de très nombreuses préparations, ils n'ont pu trouver de bacilles de Koch. A l'appui de leur opinion ils rappellent « qu'il existe un principe fondamental de physique qui dit que, seuls, les gaz ou les vapeurs peuvent s'échapper des surfaces liquides. Or, le bacille est un corps solide; il est contenu dans un milieu moitié solide, moitié liquide, le poumon ou les mucosités des bronches, dont les surfaces ne sont point desséchées. Pour ces raisons, et en vertu de nos recherches, nous pensons, disent-ils, que la présence de bacilles dans l'air expiré est chose exceptionnelle. »

Il paraît donc établi pour tout le monde que l'air expiré est loin d'être aussi dangereux qu'on aurait pu le penser *a priori*, mais il n'en est pas moins vrai que dans les accès de toux, de fines particules de mucus peuvent se trouver projetées et rester pendant quelque temps en suspension dans l'air. Quoi qu'il en soit, le vrai danger provient presque exclusivement des crachats desséchés qui conservent leur virulence pendant un temps très long. Villemin et Koch ont établi en effet que la dessiccation ne détruit nullement la virulence des produits tuberculeux. Dans de nombreuses expériences, des cochons d'Inde ont été infectés par l'inoculation de crachats desséchés depuis deux, trois, quatre et même huit semaines. Fait à noter, la phtisie évoluait chez eux avec autant de violence et de rapidité que dans les cas où l'inoculation s'effectuait avec de la matière tuberculeuse fraîchement recueillie. Du reste, pour MM. Schill et Fischer, assistants de Koch à l'Office sanitaire impérial de Berlin, qui ont contrôlé les expériences précédentes, les crachats tuberculeux desséchés conservent encore toute leur puissance au bout de trois mois et ce n'est seulement qu'après sept mois que leur virulence disparaît.

Si nous appliquons ces données expérimentales aux cas de la pratique, surtout en médecine humaine, on voit sans peine que la projection des crachats sur le sol peut être une source d'infection et que le piétinement, le balayage de ce sol infecté, soulèvent des poussières excessivement dangereuses à respirer. Le danger est d'autant plus grand que la muqueuse des voies respiratoires dans la bronchite est en partie détruite par l'inflammation. Cette blessure de la muqueuse facilite en effet la pénétration du parasite et lui offre un terrain favorable de développement. Debove, surtout, a bien mis en relief l'importance du *rhume négligé* dans la production de la phtisie, importance dont on trouve des traces jusque dans les croyances populaires.

En résumé, après le tube digestif, mais loin après lui, la voie qui est le plus fréquemment suivie par le parasite tuberculeux, c'est la voie pulmonaire.

§ 3. — Appareil cutané

Puisque les produits tuberculeux sont inoculables au degré que nous avons vu dans la seconde partie, on en pouvait déduire *a priori*, qu'il est très possible de s'inoculer la phtisie en se blessant avec un instrument recouvert de matière tuberculeuse. Tous les auteurs citent à ce sujet l'exemple célèbre de Laënnec qui s'était fait une plaie au pouce, avec une scie, en sectionnant une colonne vertébrale tuberculeuse. Bientôt il vit se développer, au point blessé, un tubercule local d'où sortit par la pression une petite masse presque jaunâtre et il eut l'idée qu'il s'agissait peut-être là d'un fait de transmission. Il faut toutefois reconnaître que cet exemple n'est guère démonstratif, puisque Laënnec n'est mort de phtisie que vingt ans plus tard et se rappeler que l'illustre savant a vécu, pendant des années, dans des milieux infectés pour élaborer ses mémorables travaux sur la phtisie : les occasions de contagion — et par toutes les voies — ne lui ont donc pas manqué.

Un cas certain de contagion par inoculation cutanée a été observé, dans ces derniers temps, par M. le professeur Verneuil, sur un étudiant qui s'est inoculé la phtisie en se faisant une piqûre anatomique. Depuis, MM. Verchère, Hanot, Merklen, ont cité des faits de même ordre.

La preuve expérimentale de l'infection de l'homme par la voie cutanée avait du reste été faite il y a plus de dix ans par trois médecins grecs : Demet, Paraskova et Zablonis, qui n'avaient pas craint d'inoculer des crachats de phtisique à un homme affecté d'une maladie incurable à terminaison prochaine. Jusqu'alors les poumons, examinés avec un soin scrupuleux, avaient paru absolument sains. Trois semaines plus tard on percevait au sommet droit les signes d'une induration commençante. Cet homme étant mort, trente-huit jours après l'inoculation, on constata, à son autopsie, dans la partie supérieure du poumon droit, la présence de tubercules à la première période de développement. Il y avait deux tubercules semblables au sommet gauche et deux autres à la face convexe du foie.

Il est bien évident que l'infection par cette voie doit être rare et qu'elle doit avoir lieu de préférence sur les étudiants, les bouchers, les ouvriers des abattoirs ou des clos d'équarrissage, les garçons des amphithéâtres ou des laboratoires, les vétérinaires ou les médecins dans la pratique des autopsies.

Au point de vue de la certitude il faut faire une très grande différence entre les inoculations cutanées proprement dites, c'est-à-dire celles qui se font dans le derme lui-même et les inoculations sous-cutanées qui s'effectuent dans le tissu conjonctif sous-jacent. L'expérience enseigne, en effet, que les inoculations dermiques ne sont que bien rarement suivies de phtisie, tandis que les inoculations hypodermiques sont très favorables à la pullulation des éléments tuberculeux. C'est ainsi que M. Chauveau, sur cinq inoculations expérimentales dans le derme, n'a eu que *deux* résultats positifs, tandis que celles sous la peau avaient pour résultat presque infaillible de communiquer une phtisie généralisée sans jamais manquer.

Par la pratique de l'inoculation willemsienne on peut communiquer la phtisie. Lydtin, dans le Recueil de 1868, en a cité un exemple bien remarquable. Le vaccin fut puisé dans un poumon présentant des lésions de péripneumonie et également de tuberculose. M. Lydtin avait soin de n'utiliser que les parties du poumon qui semblaient complètement exemptes de lésions tuberculeuses, puis de ne prendre que la lymphe qui s'écoulait spontanément et enfin de la récolter très claire, c'est-à-dire sans qu'elle fût souillée par le sang. Malgré toutes ces précautions, sur les dix animaux inoculés avec ce liquide, cinq présentèrent des tumeurs tuberculeuses. « Elles consistaient en un tissu fibreux qui se montrait sous forme de brides blanchâtres, luisantes et tendineuses, ayant parfois la dureté du cartilage et s'entrelaçant dans tous les sens. Les mailles de ce tissu fibroïde étaient remplies d'une matière blanche, grisâtre, paraissant amorphe. Cette matière renfermait à son tour des nodules sphériques ou un peu oblongs, de couleur rouge, gris ou jaune. Ces nodules avaient le volume d'un grain de millet; ils étaient durs au toucher et les jaunes donnaient la sensation de grains de sable quand on les broyait entre les doigts.

« Les cinq autres animaux vaccinés étaient exempts de tumeurs vaccinales, mais ils présentaient à l'autopsie des lésions tuberculeuses fort prononcées et anciennes, remontant par conséquent à un temps antérieur à l'inoculation. »

Le développement des tumeurs tuberculeuses s'effectue d'une manière très significative. Pendant une période variable de dix à vingt jours environ l'inoculation ne produit aucun effet appréciable. Puis cette période d'inoculation une fois écoulée, on voit naître une légère tuméfaction qui s'accroît avec une extrême lenteur pendant plusieurs semaines. Un autre mouvement en sens inverse fait alors diminuer peu à peu ce tubercule local qui prend souvent à cette période décroissante l'aspect noueux et lobulé, mais quoique moins volumineux il persiste pendant des mois. Quelquefois, dans sa période de formation, quand il atteint un volume un peu considérable, il s'ouvre, forme une ulcération et à celle-ci succède une caverne béante à contenu caséeux tout à fait comparable aux cavernes pulmonaires (Colin).

Entre le moment de l'inoculation et celui de la généralisation de l'infection tuberculeuse dans l'organisme il s'écoule un temps assez variable mais qui dans certains cas peut n'être que de dix à vingt jours.

Ce tubercule local, qui est la signature même du virus tuberculeux, a donc des caractères distinctifs qui le séparent nettement des tumeurs dues aux inoculations irritantes, comme celles du pus, tumeurs, qui se développent presque immédiatement et disparaissent graduellement au fur et à mesure que s'éteint la cause qui leur a donné naissance.

Nous nous sommes arrêté un instant sur le caractère du tubercule local et sur son mode de formation parce que nous voyons là un véritable critérium qui permet de dire si les animaux d'expériences ont bien été infectés par l'inoculation. En présence des doutes qu'on a voulu faire planer dans ces derniers temps sur les résultats obtenus par certains expérimentateurs, nous avons tenu à mettre au moins hors de toute contestation tous les cas dans lesquels ils ont relaté explicitement la formation du tubercule local d'inoculation.

§ 4. — Appareil génital

La transmission de la tuberculose par l'appareil génito-urinaire, soupçonnée par Cohnheim, a été démontrée dans ces derniers temps de façon à ne laisser aucun doute quant à sa réalité.

Lydtin avait du reste publié dans son travail plusieurs faits faisant prévoir la possibilité de ce mode d'infection. C'est ainsi qu'il rapporte que Jessen, par exemple, a vu une vache qui ne présentait de lésions que dans les trompes et les ovaires, et qu'un autre praticien a trouvé plusieurs taureaux affectés de tuberculose ne siégeant que dans les testicules. En France, le savant professeur d'Alfort, M. Nocard, en utilisant la méthode d'Erlich, a vu les bacilles de la tuberculose dans la matière visqueuse qui s'écoulait par la vulve de vaches destinées aux opérations de l'École, et il a alors porté le diagnostic métrite tuberculeuse que l'autopsie a confirmé. Les deux vaches examinées par M. Nocard étaient de plus atteintes de phtisie pulmonaire.

De même, en médecine humaine, MM. Cornil et Babès ont

trouvé des bacilles de la tuberculose dans la sécrétion vaginale de trois femmes atteintes d'ulcérations tuberculeuses du vagin et du col utérin et dans l'urine d'hommes atteints de tuberculose vésicale.

Puisque les bacilles se rencontrent dans les produits de sécrétion de l'appareil génito-urinaire, aussi bien chez les animaux que chez l'homme, il est évident que l'infection peut se faire par cette voie. De fait, Zippelius et Harstick, cités par Lydtin, ont vu un nombre de vaches assez considérable devenir phtisiques après avoir été saillies par des taureaux tuberculeux à un haut degré. Goering aurait également observé la tuberculose sur trente poules d'une même exploitation à la suite du coctage avec un coq phtisique.

En médecine humaine, dans ces dernières années, MM. Verneuil, Fernet, Verchère, Richard et Bories, ont publié plusieurs observations de phtisie transmise par la voie génitale, transmission concernant tantôt des hommes et tantôt des femmes.

D'après ces études récentes, le doute n'est plus permis; il est tout à fait certain que la transmission de la tuberculose peut se faire du mâle à la femelle et *vice versa* par la voie génitale.

§ 5. — Appareil vasculaire

Si, dans les études expérimentales, la tuberculose est très facilement *semée* par les voies vasculaires, pour nous servir d'une expression de H. Bouley, dans la pratique, au contraire, ce mode de transmission est absolument exceptionnel ; il n'y a guère que dans certains cas de *transfusion du sang* que l'infection par cette voie pourrait se produire. Nous croyons donc inutile de nous arrêter davantage sur cette voie de contagion ; il doit suffire de l'avoir mentionnée en passant.

V. — POLICE SANITAIRE ET SANTÉ PUBLIQUE

Nous avons donné complète, dans les pages précédentes, la démonstration des dangers formidables que la phtisie des animaux fait courir à l'espèce humaine : aujourd'hui que les preuves se sont accumulées de la virulence du sang, du lait, de la viande ; aujourd'hui que la transmissibilité de la tuberculose a été reconnue particulièrement facile par les voies digestives et qu'on sait que la viande cuite au degré comestible conserve dans quelques cas toute son activité malfaisante, l'esprit est invinciblement conduit à établir une relation causale entre le grand nombre d'animaux tuberculeux consommés dans les grands centres et la fréquence des cas de phtisie humaine qu'on y constate. Du reste M. Lydtin, par une statistique ne comprenant malheureusement qu'un petit laps de temps, a établi que les courbes de la mortalité humaine et animale avaient une grande ressemblance et qu'elles présentaient un parallélisme approximatif extrêmement remarquable. La phtisie humaine, à part les cas de contagion d'homme à homme, provient donc presque exclusivement de l'étal du boucher et du lait des vaches tuberculeuses.

Toutes les considérations qui ont jusqu'à présent empêché l'autorité administrative d'exercer une surveillance sévère pour écarter de la consommation les animaux tuberculeux — considérations d'argent — doivent fléchir désormais devant l'intérêt supérieur de la santé publique.

Quand une maladie tue, en effet, chaque jour en France 440 personnes, soit 160,000 par an, quand dans les grandes villes cette maladie entre pour un quart dans la mortalité générale et rien qu'à Paris, n'enlève pas moins chaque année de 10,000 individus (Ollivier), il y a urgence de prendre contre elle des mesures d'une sévérité excessive.

En, agriculture, également elle cause d'effrayants ravages auxquels il est temps de s'opposer, car jusqu'ici il n'a rien été tenté encore pour diminuer le nombre des animaux que frappe la tuberculose. Les statistiques allemandes, basées sur des documents de grande valeur, n'estiment pas à moins de 2 0/0 le nombre des animaux de l'espèce bovine affectés de cette terrible maladie et notre pratique personnelle est tout à fait d'accord avec ces évaluations. La population bovine étant en France de 11,000,000 de têtes, si on établit la proportion en tenant compte des jeunes qui sont généralement sains, on arrive à une moyenne de 50,000 bêtes bovines tuberculeuses en France. Ce chiffre est, du reste, tout à fait approximatif, mais il en dit assez pour donner une idée des dangers que la tuberculose des animaux fait courir à l'espèce humaine.

La première chose à faire pour protéger la santé publique, c'est d'inscrire en toute hâte la tuberculose dans le cadre des maladies contagieuses prévues par la loi du 21 juillet 1881. Elle y a droit bien mieux que la gale, la dourine, la clavelée, et y mérite la première place. Aussi, lors du Congrès sanitaire des vétérinaires de France qui s'est tenu à Paris, en 1885, l'assemblée avait-elle adopté, à une grande majorité, la proposition suivante que nous avions déposée sur le bureau :

Le Congrès sanitaire considérant que la tuberculose est une maladie essentiellement contagieuse et la plus grave de toutes les affections qui peuvent se communiquer fréquemment des animaux à l'homme, émet le vœu :

Que la tuberculose soit inscrite dans la loi parmi les maladies contagieuses qui ressortissent de la police sanitaire et que l'Administration supérieure prenne des mesures qui devront porter sur les animaux vivants et les animaux morts, pour s'opposer à la contagion des animaux à l'homme.

Cette inscription, qui ne saurait tarder maintenant, aura en dehors de son utilité directe, un autre avantage, elle exercera une certaine pression sur les esprits, elle les habituera à cette opinion « salutaire » qu'on doit surveiller ce qu'on mange et ce qu'on boit, enfin elle imposera la grave question de la contagiosité de la tuberculose à l'attention de tout le monde et peu à peu modifiera l'opinion générale en y faisant pénétrer la conviction des dangers inhérents à l'usage des viandes ou du lait de provenance tuberculeuse. Cet appui moral de l'esprit public est si important, au point de vue des mesures de rigueur qu'il faudrait prendre, qu'il est du devoir des vétérinaires d'utiliser tous les moyens : conférences agricoles, rapports aux Sociétés d'Agriculture, articles dans les journaux, pour propager la doctrine de la contagiosité.

Un autre moyen également efficace de propager cette doctrine destinée à sauvegarder tant de vies humaines, serait de saisir de cette question un Congrès international qui réunirait dans un but commun les médecins et les vétérinaires de tous les pays. Cette réunion imposante, qui s'occuperait de la tuberculose de l'homme et des animaux de la série zoologique, pourrait devenir le point de départ de progrès considérables. A coup sûr, elle aurait un grand retentissement et contribuerait pour une large part à faire entrer dans l'esprit public la conviction des dangers que la tuberculose des animaux fait courir à l'espèce humaine. Nous soumettons cette dernière idée à M. le professeur Verneuil, qui a eu déjà le très grand mérite de prendre l'initiative d'une souscription publique, destinée à l'étude de cette terrible maladie, et dont l'esprit entreprenant est capable des plus grands efforts, s'il juge cette idée utile au bien de l'humanité.

Une fois la tuberculose inscrite parmi les maladies contagieuses, les autres mesures qu'il serait urgent de prendre afin de s'opposer à la transmission de la tuberculose des animaux à l'homme peuvent être très rationnellement ramenées aux trois suivantes :

1° Les mesures relatives aux animaux vivants;

2° Celles applicables au lait;

3° Enfin les mesures qui concernent la viande.

§ 1. — MESURES RELATIVES AUX ANIMAUX VIVANTS

Quelles mesures conviendra-t-il d'appliquer aux animaux vivants lorsque la phtisie sera inscrite dans la loi ?

Puisqu'on sait que la phtisie est incurable, qu'elle conduit lentement, mais presque infailliblement, les sujets atteints à la mort, qu'elle est contagieuse des animaux à l'homme et enfin transmissible par hérédité, la première mesure à prendre, c'est *l'abatage impitoyable* de tout animal atteint de phtisie.

Mais, objecte-t-on, le diagnostic de la phtisie, à sa période initiale chez les animaux, est hérissé de difficultés ; il n'y a pas de maladie dont l'évolution soit plus lente et plus insidieuse ; au début, on peut bien la soupçonner à de certains symptômes comme la toux, l'essoufflement, la diminution des forces, mais il y a loin de ce simple soupçon à la certitude clinique nécessaire pour faire prendre les mesures qui servent de base à la police sanitaire.

Nous reconnaissons volontiers que celui qui rendrait facile le diagnostic précoce de la phtisie, c'est-à-dire qui indiquerait les signes permettant de la reconnaître à sa période initiale, rendrait un bien grand service à la police sanitaire et à la santé publique, toutefois, la difficulté du diagnostic ne saurait nous arrêter puisque l'intervention des agents sanitaires n'aurait jamais lieu que lorsqu'il s'agirait d'appliquer des mesures rendues nécessaires par un diagnostic précis. Au surplus, comme le remarquait très justement M. Arloing, au Congrès sanitaire des vétérinaires de France, lorsque la tuberculose est le plus difficile à diagnostiquer, c'est le moment où ses lésions sont discrètes, dures et sans communication avec l'extérieur, c'est-à-dire le moment où elle est peu susceptible de se transmettre par contagion ; tandis que plus tard, lorsque les lésions sont déhiscentes, l'animal phtisique devient un dangereux foyer de contagion mais, dans ce cas le diagnostic est ordinairement facile, soit à l'aide des signes cliniques ordinaires, soit en ayant recours à la méthode d'Erlich ou à l'inoculation.

Chaque fois donc qu'un cas de tuberculose avérée aura été constaté dans une étable, la première mesure à prendre sera l'abatage de cet animal malade et son cadavre devra être immédiatement dénaturé à l'aide de substances chimiques pour être ensuite livré à la chaudière de l'équarrisseur. M. H. Bouley, dont personne n'a jamais contesté le grand sens pratique, allait plus loin encore, car il demandait que l'autorité fût armée par la loi du pouvoir de faire abattre les animaux dans tous les cas « où il y aurait des motifs sérieux de les *soupçonner* atteints de phtisie. »

Il y aurait, du reste, un moyen simple de trancher la difficulté en cas de doute, ce serait d'ordonner l'engraissement de l'animal suspect, puis de faire le diagnostic *post mortem*, c'est-à-dire à l'abattoir, et là, si le sujet était reconnu phtisique, d'en rembourser la valeur à son propriétaire.

Les animaux phtisiques conduits sur les foires et marchés devraient être saisis également et abattus, c'est-à-dire subir la règle qu'on applique actuellement aux chevaux morveux.

Les autres mesures qu'il conviendrait ensuite de prendre, après qu'on aurait constaté un cas de phtisie dans une étable, nous paraissent assez simples. Nous les réduisons à trois : désinfection, séquestration et indemnisation.

Désinfection. — La première mesure qui s'impose est en effet la désinfection de la place occupée précédemment par l'animal phtisique, désinfection que pour notre part nous ordonnons depuis de longues années déjà et dont un règlement d'administration publique indiquerait les agents efficaces.

Séquestration. — La séquestration pourrait ne pas être trop rigoureuse ; on autoriserait, aux risques et périls du propriétaire, le remplacement des animaux abattus, puis pendant un an environ l'étable infectée serait placée sous la surveillance du service sanitaire et visitée une fois ou deux par trimestre par un agent de ce service. La vente des animaux suspects ne pourrait avoir lieu, sauf pour la boucherie.

Indemnisation. — Toutes ces mesures peuvent paraître au premier abord bien rigoureuses et, de fait, les difficultés que rencontrerait leur application seraient insurmontables si elles n'avaient comme corollaire l'indemnité. « L'histoire de la peste bovine prouve que sans l'indemnité la lutte pour la défense de l'intérêt public est absolument impossible. Sous Louis XIV, l'autorité, malgré ses dragons et les moyens violents dont s'armait la loi, n'a pas été de force à surmonter la résistance des paysans dont on voulait abattre les bestiaux pour empêcher les irradiations de la peste bovine dans nos provinces méridionales. Mais ce qu'on n'avait pu faire par la violence, on a réussi à le réaliser sans peine par la mesure de l'indemnisation. L'intérêt privé se conforma facilement à la règle, dès qu'il n'eut plus à craindre ce qu'il considérait comme une spoliation. Ainsi en a-t-il été dans tous les pays. Les lois sanitaires sont d'autant plus efficaces qu'elles sont plus libérales à l'endroit de la propriété. » (H. Bouley).

Malheureusement cette indemnité qui résout le problème de la conciliation des intérêts privés avec l'intérêt général entraînera à de grandes dépenses, qu'on ne saurait rigoureusement apprécier actuellement, mais qui s'élèveront à coup sûr à plusieurs millions par an. Au premier abord cette dépense peut paraître excessive ; il faut bien remarquer toutefois qu'il se produira pour la tuberculose ce qui se produit pour les autres maladies contagieuses, c'est-à-dire que la diminution du nombre des animaux phtisiques diminuera la contagion ; par conséquent la phtisie deviendra de moins en moins fréquente, puisque les mesures sanitaires édictées ont toujours pour résultat certain de réduire considérablement la fréquence des maladies contagieuses.

Lydtin, pour trouver les sommes nécessaires pour indemniser les propriétaires des animaux abattus, conseille une *assurance obligatoire* qu'on imposerait aux éleveurs et aux bouchers. Pour notre part nous protestons énergiquement contre une telle assurance, d'abord au nom de la détresse actuelle de l'agriculture et ensuite parce qu'il serait souverainement injuste de faire supporter aux seuls propriétaires de bestiaux les charges facilitant l'application de mesures qui ont pour objet de sauvegarder la santé publique, c'est-à-dire l'intérêt général. Comme l'a très bien dit M. Vittu, de Lille, c'est la généralité qui tire profit de ces mesures, c'est donc la généralité qui a le devoir d'accepter les charges, et non une certaine partie de la population seulement.

§ 2. — MESURES RELATIVES AU LAIT

Le lait est un aliment toujours suspect et la plus vulgaire prudence exige qu'il ne soit jamais consommé que bouilli. Voilà le principe et la règle qui découlent comme naturellement de l'étude que nous avons faite de la virulence du lait.

Le public croit à tort que le lait cru, bu chaud sortant du pis, est plus nourrissant, plus digestible que le lait bouilli. A cet égard il n'a jamais été fait d'expériences concluantes. Du reste la preuve en serait-elle donnée, qu'en présence des dangers formidables que l'ingestion de lait provenant d'animaux tuberculeux fait courir aux consommateurs, on devrait néanmoins proclamer qu'il est de premier principe hygiénique de faire bouillir, sans aucune exception, tout le lait destiné à être consommé en nature.

On sait que l'existence de la phtisie, chez la vache laitière, exerce une influence sur la qualité du lait, que ce lait devient au fur et à mesure de l'aggravation de la maladie, moins riche en matières solides, en beurre notamment, qu'il contient une plus grande quantité d'eau et prend un aspect bleuâtre. Malheureusement pour reconnaître si le lait provient d'un animal phtisique il n'y a point de procédés à la portée de tout le monde, ceux qui pourraient donner des résultats certains par la recherche des bacilles de Koch sont des procédés de laboratoire utilisables seulement par les bactériologues versés aux plus délicates recherches. D'un autre côté le diagnostic, sur l'animal vivant, de la tuberculose des mamelles est la plupart du temps impossible, bien que cette localisation donne au lait son *summum* de virulence. Il résulte de ces faits que les vacheries industrielles, destinées à la vente du lait en nature, devraient être visitées périodiquement par le service sanitaire qui aurait pour mission de saisir et faire abattre les bêtes atteintes ou soupçonnées d'être atteintes de tuberculose qui s'y trouveraient. Ainsi que nous l'avons dit plus haut la mesure de l'abatage doit s'appliquer à tous les cas de phtisie, mais ici ce que nous réclamons plus particulièrement c'est la *surveillance spéciale*, rigoureuse, des étables des laitiers, de ces étables qui sont des foyers de contagion parce que souvent leur lait est consommé chaud, sortant du pis, par des personnes faibles, par des enfants c'est-à-dire justement par des sujets prédisposés à subir l'influence des agents infectieux.

MM. Pascault et Pion préoccupés également de ces dangers ont conseillé la création, autour des grands centres, de *laiteries municipales* soumises à une surveillance assidue. Ce projet né d'un sentiment de haute philantropie mérite un examen sérieux; aussi croyons-nous devoir recommander la lecture de leur opuscule, dans lequel circule un souffle généreux, à tous ceux que préoccupent les vraies questions sociales.

Quant à la crême, au beurre, aux fromages frais ou fermentés, il y aurait peut-être lieu de conseiller également des mesures, mais le danger par leur usage n'est pas encore suffisamment démontré pour avoir des chances de les voir accepter par l'autorité administrative.

En résumé, le public doit se rappeler qu'il peut y avoir *danger de mort* à boire du lait non bouilli, et l'autorité que le moment est venu d'organiser, au plus vite, une surveillance rigoureuse des vacheries industrielles dont le lait est destiné à être vendu en nature.

§ 3. — MESURES RELATIVES A LA VIANDE

De tout temps on s'est préoccupé de la surveillance de la viande parce que de tout temps on a pressenti les dangers que l'alimentation avec des viandes malsaines pouvait faire courir à la santé publique. Moïse, le grand législateur des Hébreux, édictait déjà des lois contre celles qui provenaient d'animaux atteints de phtisie. De même à Rome des peines rigoureuses frappaient les marchands coupables de mettre en vente la viande provenant d'animaux malades et notamment des bêtes bovines affectées de phtisie. Pendant de longues années des mesures sévères se sont du reste conservées dans les pays de civilisation romaine. Témoin en France « un arrêt du parlement de Paris, en date de 1716, par lequel un boucher, préposé aux boucheries de campagne fut condamné à faire amende honorable, nu-tête et à genoux, en chemise, une corde au cou, un cierge de deux livres entre les mains, une pancarte sur le dos et une autre sur la poitrine avec cette inscription : *Préposé aux boucheries qui a distribué de la viande ladre (lépreuse), provenant d'animaux abattus pour cause de maladie et qui a méchamment vendu et distribué la viande des veaux crevés.* » (*Lydtin*).

Sans prolonger davantage cet exposé rétrospectif nous abordons immédiatement la question des mesures qu'il faudrait prendre pour protéger l'espèce humaine contre les dangers certains qui peuvent résulter de l'ingestion de viandes tuberculeuses. La mortalité par la phtisie atteint à notre époque un tel chiffre, par rapport à la mortalité générale, qu'elle prend les proportions d'une véritable calamité publique, aussi demandons-nous le concours de toutes les énergies et de toutes les volontés, afin d'enrayer les ravages de cette terrible maladie.

Malheureusement quand il s'agit des mesures à prendre relatives à la viande, on se trouve en présence de grandes divergences d'opinion et cela parce que la tuberculose n'entraine pas infailliblement avec elle l'état de phtisie, c'est-à-dire l'état de consomption pour les animaux qui en sont affectés. Assez souvent en effet, surtout quand elle est pulmonaire, la tuberculose est compatible avec le plus bel état de graisse et, il y a peu de temps, un sujet ayant obtenu le premier prix au concours général des animaux gras de Paris montrait à l'autopsie ses poumons parsemés de noyaux tuberculeux. Si bien, comme l'a dit M. H. Bouley, qu'on peut se trouver fréquemment à l'abattoir en présence, et de lésions tuberculeuses incontestables, et de viandes qui ont le plus bel aspect, impliquant leurs qualités alibiles.

Que faire en pareil cas ?

Deux systèmes se trouvent en présence, la saisie restreinte et la saisie totale. Mais dans l'un comme dans l'autre système les viandes foraines, à bon droit suspectes, ne devraient être expédiées vers les grands centres qu'en quartiers avec les poumons adhérents.

a. — *Saisie restreinte.*

S'il est de rigueur absolue de supprimer impitoyablement la « viande à soldat, » cette honte et ce danger national (Nocard), si sur ce point les suffrages de tous ont toujours été unanimes il est loin d'en être de même lorsque la viande provient d'un animal en parfait état d'embonpoint. Les uns, cherchant un accommodement avec les principes, se bornent à demander que la viande soit saisie lorsque la tuberculose est généralisée, étendue à plusieurs organes ou cavités splanchniques, ou quand un seul appareil est gravement affecté. Les partisans de cette saisie restreinte prétendent que dans la pratique une sévérité excessive est impossible, qu'en présence de la quantité considérable de matière vivante indispensable à la consommation, qu'en présence du prix toujours croissant de cet aliment de force qu'on appelle la viande, des troubles profonds que les mesures rigoureuses jetteraient dans l'élevage du bétail, il vaut mieux chercher à concilier les intérêts de l'hygiène publique et ceux des producteurs que de provoquer une réaction à laquelle succomberait peut-être l'inspection des viandes de boucherie.

Ces raisons expliquent pourquoi les meilleurs esprits, Arloing, Nocard, Vallin, ont pu se rallier à cette idée de saisie restreinte, et pourquoi un grand nombre de savants ont cherché à préciser les conditions dans lesquelles la viande peut être virulente.

Voici plusieurs règles de conduite qui ont été tracées afin de guider les vétérinaires inspecteurs de boucherie.

a. — *Règle de conduite de Gerlach.* — Gerlach, lui qui a constaté expérimentalement « que non seulement l'ingestion de matières tuberculeuses, mais encore celle de viandes provenant d'animaux atteints de pommelière déterminait souvent des altérations tuberculeuses et caséeuses chez les animaux en expérience, et que ce résultat, *ordinaire* quand les substances ingérées sont crues, pouvait se produire encore, mais plus rarement, quand elles avaient été soumises à la cuisson ; » Gerlach a cru cependant pouvoir déterminer les conditions dans lesquelles la chair peut être inoffensive ou virulente. Suivant lui, « la viande commencerait à être nuisible dès qu'on pourrait démontrer, par des traces persistantes, que la maladie pommelière, partie d'un foyer tuberculeux limité, s'est répandue plus ou moins généralement dans l'organisme. »

Et ces traces seraient :

« 1° L'existence des lésions tuberculeuses dans les glandes lymphatiques voisines des organes atteints de néoplasies pommelières ;

2° La présence de foyers caséeux dans les poumons ;

3° L'extension secondaire des tubercules ;

4° L'amaigrissement évident. »

b. — *Règle de conduite du docteur Johne.* — Le docteur Johne, dont l'opinion fait loi en Allemagne, a adopté une autre manière de procéder. Il trouve que Gerlach a été trop loin en considérant la viande comme nuisible dès que la maladie a envahi les glandes lymphatiques voisines du foyer tuberculeux.

Suivant lui, pour qu'il y ait réellement action nuisible, « il faut qu'il y ait déjà généralisation de la tuberculose, c'est-à-dire que le principe nosogène du tubercule ne se trouve plus seulement dans les voies de la circulation lymphatique périphérique, où il reste toujours plus ou moins localisé, mais qu'il soit arrivé jusque dans le canal thoracique et dans le système vasculaire sanguin, d'où il se sera alors répandu dans tout le corps. Aussi longtemps que les bêtes de boucherie, atteintes de tuberculose, quelle qu'en soit l'espèce, ne présentent pas les caractères de la métastase tuberculeuse, c'est-à-dire de la tuberculose généralisée et que, par conséquent, il n'y a pas lieu d'admettre une infection de la viande de ces animaux, aussi longtemps on peut se borner à n'écarter de la consommation que les organes tuberculeux, ainsi que les vaisseaux et les glandes lymphatiques qui se trouvent sur le trajet de la circulation, depuis les organes atteints jusqu'au canal thoracique. Pour atteindre plus sûrement et plus facilement le but proposé, on rejettera en même temps, dans ce cas, les vaisseaux avoisinants et la masse conjonctive qui les entoure. Quant à la viande, on doit, quel que soit l'état de nutrition de l'animal qui l'a fournie, la considérer comme *non nuisible*; elle est au plus de qualité inférieure, si toutefois il n'existe pas quelque autre cause pour laquelle on doit la rejeter de la consommation. Il n'en est plus de même si l'existence des altérations ci-dessus indiquées rend probable une infection du sang; dans ce dernier cas, le cadavre tout entier de l'animal, quel qu'en soit le degré d'embonpoint, doit être saisi; la consommation doit en être interdite. » *Loc. cit.*

c. — *Règle de conduite de M. Arloing.* — Malgré l'opposition de ceux qui réclamaient avec nous la saisie totale de toutes les viandes tuberculeuses, le savant directeur de l'École de Lyon, M. Arloing, a fait adopter, lors du Congrès sanitaire des vétérinaires de France, la proposition suivante, à laquelle s'était rallié M. le professeur Nocard.

« Il doit être interdit de livrer à la consommation les viandes, même de belle apparence provenant d'animaux atteints de tuberculose, toutes les fois que les lésions tuberculeuses d'un viscère important ou d'une séreuse, ont de la tendance à se généraliser, c'est-à-dire, ont franchi les ganglions lymphatiques afférents à ces organes.

Dans les cas où les viandes pourront être livrées à la consommation, les organes tuberculeux et les ganglions voisins seront détruits. »

Chose curieuse, malgré les travaux de ces vingt dernières années, qui ont projeté de si vives clartés sur la contagion de la tuberculose, ces règles montrent qu'on en est encore resté aujourd'hui aux mesures de préservation édictées déjà du temps de Moïse. La loi de ce temps là autorisait en effet, elle aussi, l'abatage et l'utilisation comme aliment de l'homme des viandes tuberculeuses *à la condition que la maladie parût peu grave.*

Mais il faut ajouter de plus que toutes ces règles qui varient suivant chaque auteur sont presque impossibles à appliquer. Elles n'ont d'autre résultat que de laisser passer dans la consommation un grand nombre d'animaux tuberculeux dont tout l'organisme peut être virulent puisque nous avons vu que les bacilles existent dans les vaisseaux des tissus bien avant que, dans ces points là, les tubercules apparaissent. Aussi déclarons-nous hautement, sans crainte d'être contredit, qu'en présence du cadavre d'un animal tuberculeux il est impossible à l'inspecteur de boucherie le plus perspicace d'affirmer que la viande de cet animal n'est point virulente. Cette impossibilité suffirait à elle seule pour démontrer qu'il n'y a qu'une seule mesure rationnelle : la saisie de toutes les viandes tuberculeuses.

b. — *Saisie totale.*

Déjà lors du Congrès vétérinaire international de Bruxelles (1883), M. H. Bouley convaincu que « la phtisie humaine pourrait bien avoir une de ses sources principales dans l'étal du boucher » fit la proposition suivante :

« La tuberculose ayant été reconnue expérimentalement transmissible par les voies digestives, le Congrès déclare qu'il y a lieu d'éliminer de la consommation les viandes provenant d'animaux tuberculeux, quel que soit le degré de la tuberculose et quelles que soient les qualités apparentes de la viande. »

Quinze voix seulement se rallièrent à cette proposition, quatorze lui furent opposées et il y eut neuf abstentions.

Le Congrès sanitaire des vétérinaires de France, tenu depuis lors à Paris (1885), a fait un pas de recul. Bien que tous ses membres fussent d'accord sur la contagiosité de la tuberculose, il n'en a pas moins en effet repoussé la mesure rationnelle de la saisie totale. La proposition en ce sens que nous avions déposée sur le bureau a été rejetée par quarante-deux voix; seize seulement l'ont appuyée.

En présence de ce rejet d'une mesure que nous considérions comme étant la seule véritablement efficace pour préserver la santé publique, nous nous sommes remis au travail. Cette nouvelle étude nous a encore convaincu davantage de la grandeur des dangers et de la nécessité de protéger les classes laborieuses, qui se nourrissent souvent avec des viandes de seconde qualité, contre la phtisie dont l'étal du boucher est le point de départ.

La précaution de rejeter impitoyablement la viande tuberculeuse peut paraître de primo abord excessive; à cela une seule réponse, c'est, dit M. Bouley, que le chiffre de la mortalité humaine causée par la tuberculose représente peut-être le quart de la mortalité générale. Du reste la saisie restreinte, prescrite actuellement, n'a presque aucune efficacité. Les règles de conduite que nous avons indiquées plus haut exigeraient pour être appliquées, non une inspection mais une dissection véritable. Aussi qu'arrive-t-il? c'est que les inspecteurs dont la situation est très embarrassante ne saisissent rien ou presque rien. A Bordeaux sur 16,000 animaux consommés annuellement l'inspecteur M. Baillet en supprime 15 à 20 en totalité; à Lyon sur 50,000 bœufs ou vaches la saisie totale n'est que de 80 environ par an et l'honorable M. Leclerc, quoique des plus sévères, est obligé d'en laisser passer des centaines dans l'alimentation publique; enfin à Paris, en 1883, sur 260,000 bêtes bovines adultes on a saisi le chiffre infime de *onze animaux* : *pour sept cents autres atteints de phtisie on s'est contenté d'éplucher les viscères !*

C'est là, n'est-il pas vrai une inspection tout-à-fait illusoire, tout à fait trompeuse; eh bien! elle restera ainsi malgré la volonté et le mérite des honorables inspecteurs de boucherie tant que *la saisie totale*, si facile dans son application aux abattoirs, n'aura pas été ordonnée par l'autorité supérieure et ne donnera pas droit à une juste indemnité.

Pourtant en fait de contagion et pour une pareille maladie la vraie maxime à suivre est l'inverse de la maxime vulgaire *in dubio abstine ;* dans le doute ne t'abstiens pas, voilà la règle pour les maladies contagieuses, dit M. H. Bouley, et cette règle devrait s'appliquer tout particulièrement à la phtisie. Du reste, pour des maladies à peine inoculables à l'homme par le tube digestif comme le typhus, la morve, le farcin, la rage, le charbon, la loi défend prudemment de livrer à la consommation la chair des animaux qui en sont atteints.

Il y a encore une foule de raisons qui montrent que ce serait un crime de livrer plus longtemps à la consommation publique une substance aussi dangereuse que la viande provenant d'animaux phtisiques : l'homme est un des prédisposés à la tuberculose — la viande entre pour une si forte part dans son alimentation que les risques qu'il court par la nourriture sont presque journaliers — à un moment donné il peut ingérer des doses massives de substance virulente — la viande de bœuf se sert souvent sur nos tables à moitié crue — enfin, et par dessus tout, la grande raison c'est que la tuberculose doit être considérée comme le type le plus accusé des maladies contagieuses transmissibles à l'homme par les voies digestives.

A présent nous pouvons résoudre les deux questions que posent toujours les hygiénistes et que M. Arloing a formulées comme suit.

1° « Y a-t-il danger à consommer les viandes qui proviennent « d'animaux tuberculeux ? » Oui ; c'est l'avis unanime de tous les savants ;

2° « Ce danger est-il grand ? » Nous répondons *il est formidable* et par la grande quantité d'animaux phtisiques qui entrent dans la consommation, et par le nombre effrayant de personnes qu'un seul animal peut infecter et enfin par le fait que chacune de ces personnes devient à son tour un agent de contagion susceptible de propager la maladie.

Il y a donc à notre avis une mesure qui s'impose, *c'est la saisie absolue, radicale de toutes les viandes tuberculeuses.* Telle est notre conclusion dernière.

Notre tâche s'arrête ici.

Puisse ce modeste travail hâter le moment où le législateur édictera des mesures qui auront pour résultat certain de sauvegarder chaque année des milliers de vies humaines.

CONCLUSIONS

Dans ce long rapport, la contagiosité de la tuberculose sous toutes ses formes et par toutes les voies a été bien prouvée. Nous y avons donné également la démonstration définitive, que dans un grand nombre de cas au moins, toutes les parties, tissus ou liquides, d'un sujet tuberculeux étaient capables de transmettre la maladie, *tout* c'est-à-dire le sang, le lait, la viande, etc. De plus nous savons maintenant que le tube digestif constitue chez l'homme et les animaux une voie de contagion admirablement disposée pour l'infection tuberculeuse et beaucoup plus importante que toutes les autres. Enfin nous avons établi que la viande, malgré son bel aspect extérieur, pouvait recéler les bacilles agents de la virulence et que la chaleur *culinaire* ne parvenait même pas à les détruire. Il ressort donc de cet ensemble de faits, tous surabondamment démontrés, que *l'alimentation avec des produits, lait ou viande, provenant d'animaux tuberculeux est une grande cause, peut-être la principale, de la phtisie de l'homme.*

Fort de cette conviction nous formulons comme suit les mesures sanitaires qu'il est urgent d'édicter afin de sauvegarder la santé publique :

1° La tuberculose étant à coup sûr la plus grave de toutes les affections qui se communiquent fréquemment des animaux à l'homme, affection essentiellement transmissible par les voies digestives, le moment est venu *de l'inscrire dans la loi*, parmi les maladies contagieuses qui ressortissent de la police sanitaire et l'administration supérieure devrait prescrire les mesures les plus sévères pour s'opposer à la contagion de la phtisie des animaux à l'homme.

2° Puisque la phtisie est contagieuse des animaux à l'homme et transmissible par hérédité, que de plus, une fois déclarée elle conduit lentement mais presque fatalement à la mort l'animal qui en est affecté, la première mesure à prendre, pour sauvegarder les intérêts aussi bien de l'agriculture que de l'hygiène publique, serait *l'abatage impitoyable* de tout animal reconnu atteint de phtisie, sous la réserve toutefois d'une juste indemnité ;

3° Le lait étant un aliment parfois virulent, toujours suspect et qu'il ne faudrait jamais consommer qu'après avoir été bouilli il en résulte que les vacheries industrielles destinées à la vente du lait en nature devraient être l'objet d'une *surveillance périodique* permettant de saisir et d'abattre les bêtes tuberculeuses qu'on y rencontrerait.

4° La viande des animaux phtisiques ayant été expérimentalement reconnue virulente, et la phtisie humaine provenant certainement pour une large part de l'étal du boucher, toutes les viandes tuberculeuses, sans exception ni réserve, *devraient être saisies*, quel que fût le degré de la maladie de l'animal abattu, parce que cette mesure est l'unique moyen de prévenir sûrement le danger et que, contrairement à la saisie restreinte, elle est d'une application facile dans les abattoirs.

5° L'expérience du passé témoignant que sans indemnisation les mesures précédentes resteraient inappliquées il y aurait lieu d'accorder *une juste et préalable indemnité* aux propriétaires des animaux abattus ou saisis pour cause de phtisie, sous la réserve de l'application de mesures destinées à prévenir tout abus.

6° Enfin, pour permettre aux habitants des campagnes et des villes peu importantes de bénéficier des avantages qui résultent pour les grands centres de l'inspection des viandes de boucherie, l'administration devrait étudier l'organisation *d'un service permanent*, qui placerait sous la surveillance d'un vétérinaire sanitaire les abattoirs publics et les tueries particulières situés dans son rayon.

BIBLIOTHÈQUE NATIONALE R.F. IMPRIMÉS

TABLE DES MATIÈRES

BIBLIOTHÈQUE NATIONALE R.F. IMPRIMÉS

ANGERS, IMPRIMERIE LACHÈSE ET DOLBEAU

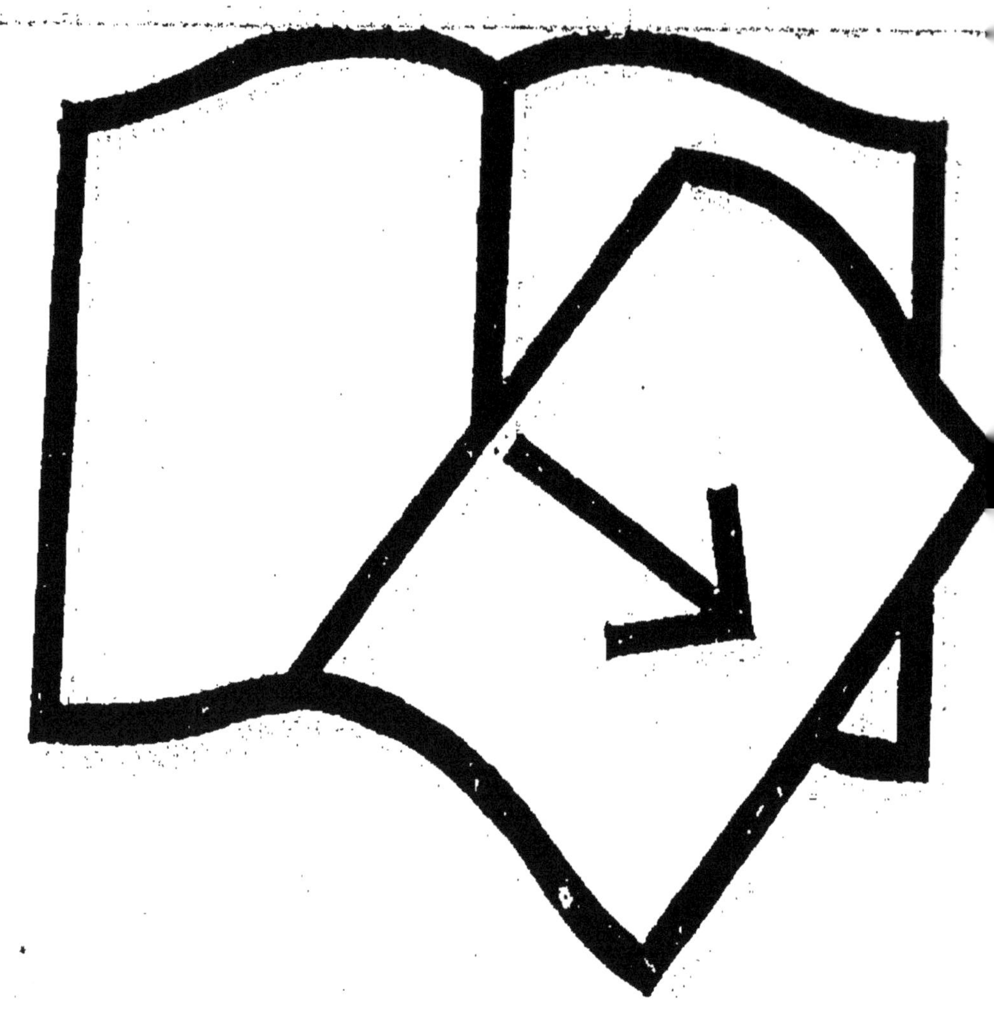

Documents manquants (pages, cahiers...)

NF Z 43-120-13

www.ingramcontent.com/pod-product-compliance
Ingram Content Group UK Ltd.
Pitfield, Milton Keynes, MK11 3LW, UK
UKHW021225230726
13926UKWH00003B/1241

9 782016 166970